el STRETCHING
como fundamento de belleza y salud

Editor: Jesús Domingo
Coordinación Editorial: Paloma González
Diseño de cubierta: Digraf

Primera edición: 1993
Segunda edición: 1999
Tercera edición: 2001
Cuarta edición: 2003

No está permitida la reproducción total o parcial de este libro, ni su tratamiento informático, ni la transmisión de ninguna forma o por cualquier medio, ya sea electrónico, mecánico, por fotocopia, por registro u otros métodos, sin el permiso previo y por escrito de los titulares del Copyright.

Título original: *Bellezza e salute con lo stretching*
© RCS Libri S.p.A., Milán, Italia
© 1993 de la versión española realizada por Ana Márquez
  by EDICIONES TUTOR, S. A.
  Marqués de Urquijo, 34. 28008 Madrid. Tel. 915 599 832. Fax 915 410 235
  E-mail: info@edicionestutor.com
  www.edicionestutor.com

Socio fundador
de la World Sports Publishers' Association
(WSPA)

Fotografía de cubierta: Jump, Hamburg

ISBN: 84-7902-103-9
Depósito legal: M. 33.139-2003
Impreso en Gráficas Huertas
Impreso en España - *Printed in Spain*

Giovanni Cianti

el STRETCHING
como fundamento de belleza y salud

Métodos, normas y
alimentación para
realizar correctamente
el stretching

4.ª EDICIÓN

ÍNDICE

Introducción 4

Stretching significa
    estirarse 8
Por qué nos estiramos 10
Qué ocurre cuando
    nos estiramos 12
    Qué es la flexibilidad 12
    El test del taburete 13
    El test de la vara 13
Cómo nos estiramos 14
    Normas básicas 14
    Otros métodos 14
Lo primero: relajarse 16
    La sesión tipo 17
Dónde y cuándo estirarse 18
Así no funciona 20
    La respiración profunda 21

Los glúteos 22
La zona lumbar 26
El abdomen, las caderas
    y la cintura 30
La cara externa del muslo 36
La cara interna del muslo 37
La cara anterior y la
    posterior del muslo 44
Las pantorrillas, los tobillos
    y el pie 50
El cuello y los hombros 54
El pecho y la espalda 60
Los brazos, los antebrazos
    y las manos 66

Al aire libre 72
En la oficina 76
En medios de transporte
    públicos 78
Contra el estrés 80

En pareja 82
Para el parto 84

Después del parto................ 86
Para una sexualidad
    más gratificante............... 88
Para la lumbalgia 90
Contra el sedentarismo........ 92
Para los dolores cervicales.... 94
Para la mountain bike 96
Para el esquí....................... 98
Para el squash y el tenis 100
Para el cardio-fit.................. 102
Para la tercera edad 104
Para el fútbol 106
Para la danza....................... 108
Para el windsurf 110
Para la carrera...................... 112
Para el golf.......................... 114
Para la equitación................ 116
Para las artes marciales 118
Para el trekking 120
Para la natación................... 122

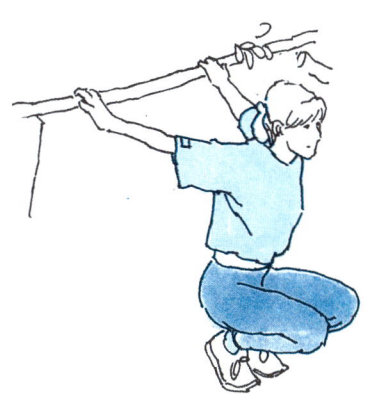

También la alimentación
    tiene su importancia 124
    Las calorías y los
        principios nutritivos 124
    La relación con la comida.... 124
    La dieta tipo 125
Para entendernos mejor........ 126

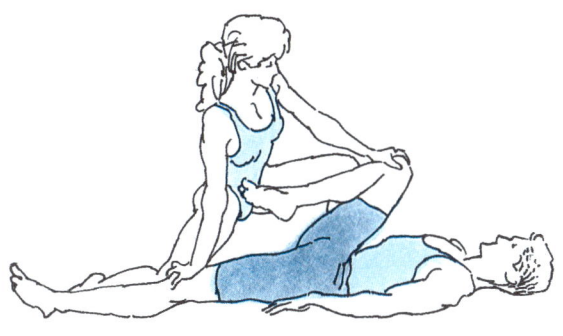

INTRODUCCIÓN

Este manual pretende ofrecer una respuesta —como es lógico, no exhaustiva, pero sí estimulante y de fácil comprensión— a los problemas ligados al estilo de vida actual, estresante por propia definición.

Sus características son:

- datos totalmente correctos y científicos al estar basados en las investigaciones realizadas en el campo de la fisiología muscular y del entrenamiento deportivo;
- un carácter eminentemente práctico y su facilidad de consulta; Belleza y salud con el stretching es un libro para "ver", rico en ilustraciones complementadas con textos cortos, claros y concisos;
- una gran abundancia de ejercicios (más de 160), tablas (unas 50), consejos y sugerencias en el terreno de la salud y de la actividad física.

El manual está formado por:

- una breve parte de introducción que explica métodos y normas básicas para realizar correctamente el stretching, destacando los errores que han de ser evitados;
- una parte central, la más amplia, totalmente ilustrada y dedicada a los ejercicios, analizados en función de las distintas zonas del cuerpo y de las más diversas necesidades;
- una parte final con consejos sencillos para conseguir una alimentación sana y correcta, y un pequeño glosario, titulado "Para entendernos mejor", donde se aclaran los términos menos habituales y más especializados que se utilizan a lo largo del texto.

Un último consejo. Los ejercicios explicados en este manual los puede realizar cualquiera, siempre que disfrute de un buen estado de salud, sin contraindicaciones. En caso de padecer algún trastorno —o de sospechar que se padece— sobre todo en músculos y articulaciones, antes de comenzar el programa conviene consultar con el médico de cabecera para saber a qué atenerse.

Sea como fuere y sobre todo al principio, todo ejercicio ha de ser realizado de forma relajada y con moderación. El deporte y la actividad física obran milagros en la salud, pero hay que estar sano para empezar a practicarlos. Es un concepto que puede parecer una paradoja, pero si tenemos en cuenta la estrecha relación existente entre bienestar y forma física, se trata de una realidad muy concreta que no conviene olvidar.

GIOVANNI CIANTI

STRETCHING SIGNIFICA ESTIRARSE

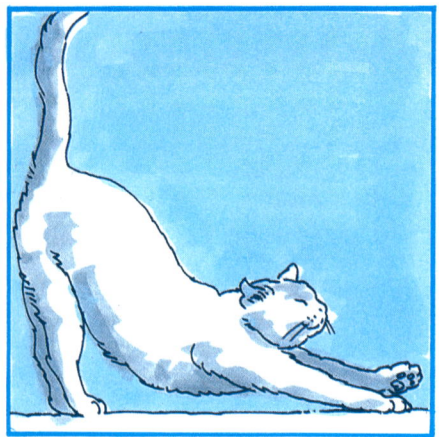

La palabra anglosajona "stretching" tiene un significado muy simple y fácil de entender; se puede traducir como estirarse, tensarse, desperezarse.
Se trata de un gesto natural que, por instinto, realizamos en circunstancias especiales y concretas.
El estiramiento, la acción de estirar la musculatura, de tensar las articulaciones, no sólo lo realiza el hombre, sino también los animales. Podríamos tomar como ejemplo un animal concreto y convertirlo en el símbolo de esta actividad: está relajado, pero siempre vigilante, atento, flexible, rápido y ágil. En una palabra, refleja la forma en que nosotros desearíamos sentirnos a diario. Observémoslo, es un maestro en el arte de estirarse: hablamos del gato.
Se estira de forma meticulosa, casi con voluptuosidad, sin duda con gran satisfacción. Lo mismo podemos hacer nosotros, ya que estirarse es un gesto placentero, que proporciona bienestar tanto físico como mental. Nos relaja y tonifica, prácticamente nos libera de esa tensión psicofísica que parece que, día a día, se convierte en una constante de nuestra forma de vida.
En la actualidad, el hombre ha perdido el contacto con la naturaleza, consigo mismo y con su entorno. Es frecuente que el estilo de vida impuesto por la estructura y la organización de nuestra sociedad sea fuente de trastornos importantes que se reflejan, sobre todo, en la salud. Los principales problemas que nos afectan son:

● la falta de actividad física, indispensable para el buen funcionamiento de nuestro organismo. El hombre es una máquina especial, se estropea con la inactividad y se regenera con el uso;

● la alimentación excesiva o, por lo menos, una relación incorrecta con la comida que puede llevar a dos extremos: la obesidad o la anorexia. Se trata de enfermedades sociales graves y cada vez más frecuentes. La falta de movimiento y el exceso alimentario guardan una estrecha relación, incrementando aún más los efectos negativos de ambos en el organismo;

● la excesiva tensión psicofísica, es decir, el estrés, que por desgracia todos conocemos, debido al tráfico, al ritmo de vida vertiginoso, al ruido, a las dificultades en las relaciones sociales y similares.

El mecanismo del estrés, indispensable para la vida, se convierte en un veneno cuando se activa debido a estímulos continuos y excesivos. La lista de enfermedades relacionadas con el estrés es, prácticamente, infinita.
Todos tenemos la obligación de protegernos y defendernos contra estos daños, intentando, ante todo, prevenirlos. No es fácil recuperar una situación de bienestar y equilibrio, pero tampoco es imposible si avanzamos, con tesón, en dos direcciones concretas:

● redescubriendo nuestros ritmos naturales olvidados (suficiente descanso, alimentación no excesiva y bien equilibrada, actividad física moderada y constante);

● controlando el estrés mediante técnicas de relajación adecuadas. En cada uno de estos

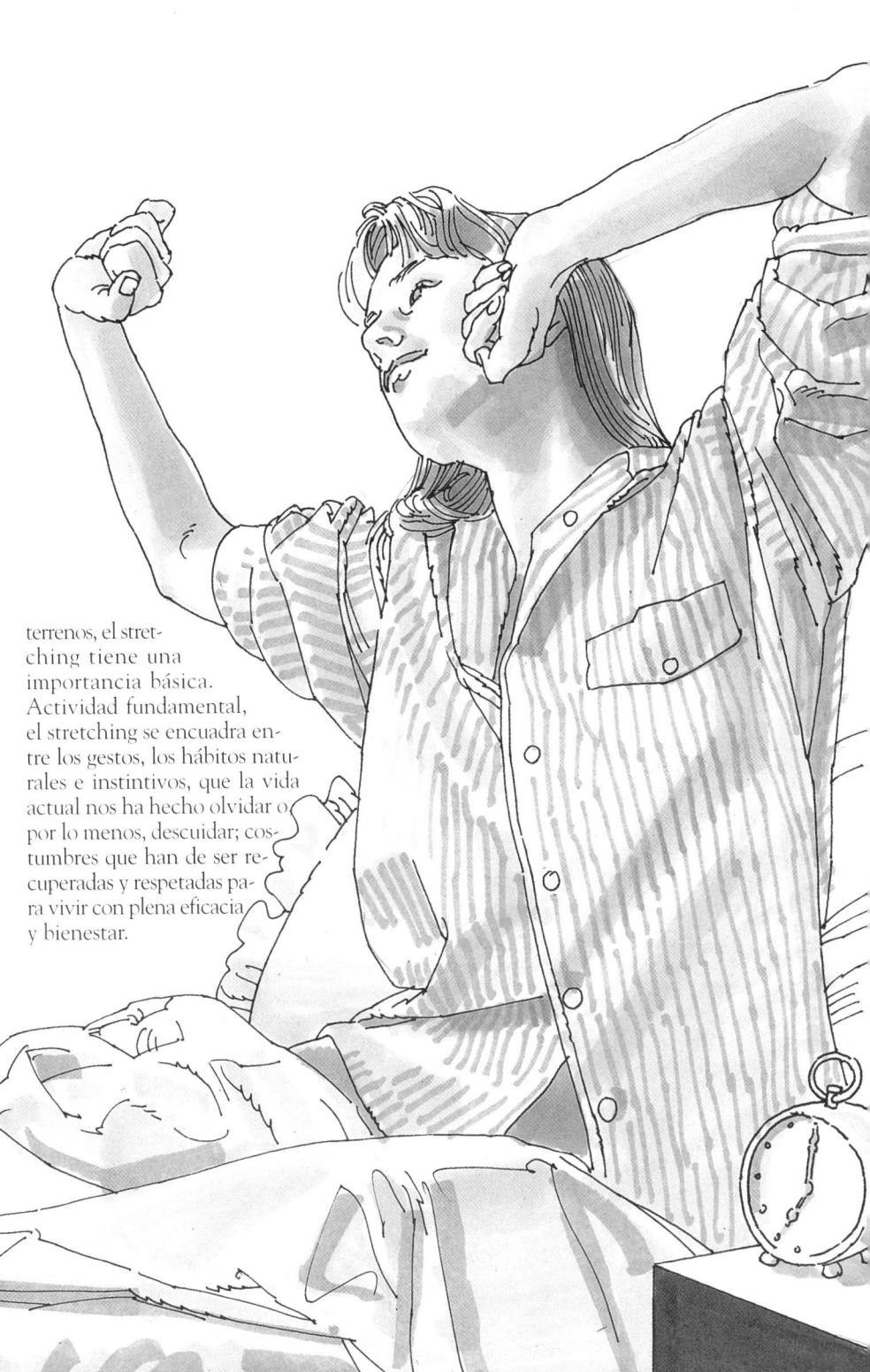

terrenos, el stretching tiene una importancia básica. Actividad fundamental, el stretching se encuadra entre los gestos, los hábitos naturales e instintivos, que la vida actual nos ha hecho olvidar o por lo menos, descuidar; costumbres que han de ser recuperadas y respetadas para vivir con plena eficacia y bienestar.

POR QUÉ NOS ESTIRAMOS

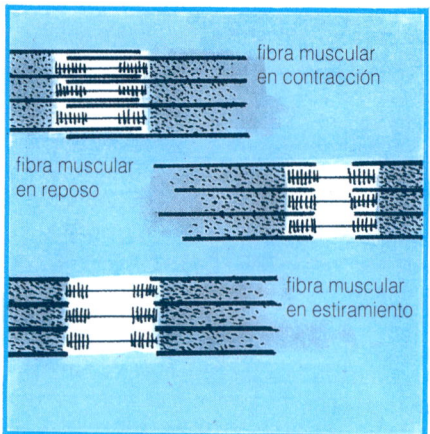

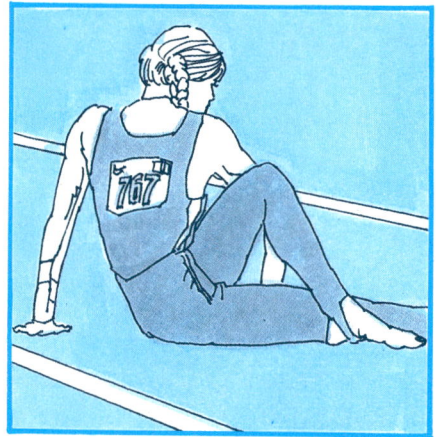

El stretching, función natural de nuestro organismo, tiene dos objetivos esenciales:
- sirve como paso gradual de la inactividad al movimiento (nos desperezamos por la mañana, nada más despertarnos y antes de levantarnos de la cama);
- constituye un instrumento importante para recuperarse de la fatiga (es agradable estirarse tras pasar la jornada trabajando ante una mesa, en la oficina).

Y precisamente esta última función es la que convierte al stretching, como ya hemos visto, en el método ideal para liberarse de la tensión y el cansancio. Las emociones y las tensiones internas dan rigidez al cuerpo, hacen que se sienta tenso y dolorido. La tensión nerviosa se transmite a los músculos, dejándolos rígidos y contraídos, lo que provoca molestias, dolores e irritación. Un músculo no descansa y no logra disipar el cansancio hasta que no se relaja y se extiende, permitiendo que la sangre circule libremente. Su estiramiento permite su total recuperación. Se trata de un concepto tan válido en la vida diaria como en el deporte. Tras el esfuerzo, los músculos tienen un tono excesivo, es decir, están acortados, y el stretching, como un masaje leve y natural, los relaja, les devuelve su longitud original, ayuda a su recuperación de forma *activa* y, por lo tanto, más eficaz. Por otra parte, empleado como forma de precalentamiento antes del ejercicio, previene la posibilidad de dolores musculares o lesiones. Ello es posible porque los movimientos de estiramiento mejoran el juego de las articulaciones, preparan los músculos para la fatiga, ayudan a conseguir concentración y mejoran todos los procesos metabólicos del organismo. El stretching es, además, un medio importante para conocerse mejor, para reencontrar la armonía con uno mismo, para entenderse "por dentro". La percepción que tenemos de nuestro cuerpo no procede tan sólo de la imagen que vemos reflejada en el espejo, sino que nace de dentro, de pequeños órganos repartidos por todo el cuerpo y que, enlazados con el cerebro, nos ofrecen la sensación de nuestro tamaño, de nuestro peso, de nuestros movimientos en el espacio. Estos minúsculos "sensores" se activan y controlan con los ejercicios de estiramiento; ventajas similares

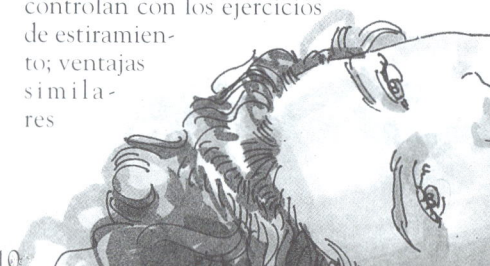

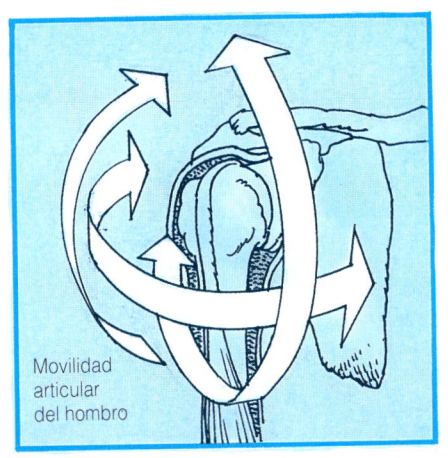

Movilidad articular del hombro

MÚSCULO CARDÍACO
- vena cava superior
- arco aórtico
- aorta pulmonar izquierda
- aurícula izquierda
- aurícula derecha
- ventrículo izquierdo
- ventrículo derecho

se consiguen respecto a la capacidad respiratoria y la coordinación de los movimientos. Otros efectos beneficiosos importantes se refieren a las articulaciones que, estimuladas por el stretching, incrementan su producción de *líquido sinovial* (una especie de lubrificante que facilita el movimiento entre las superficies articulares), mientras que se reducen las posibilidades de degeneración de los cartílagos debido a la artrosis y se evitan calcificaciones de las superficies articulares. También el sistema circulatorio mejora con este tipo de ejercicio, gracias sobre todo a la reducción de la presión diastólica (la denominada tensión mínima) debida a la menor compresión de venas y arterias en los músculos.

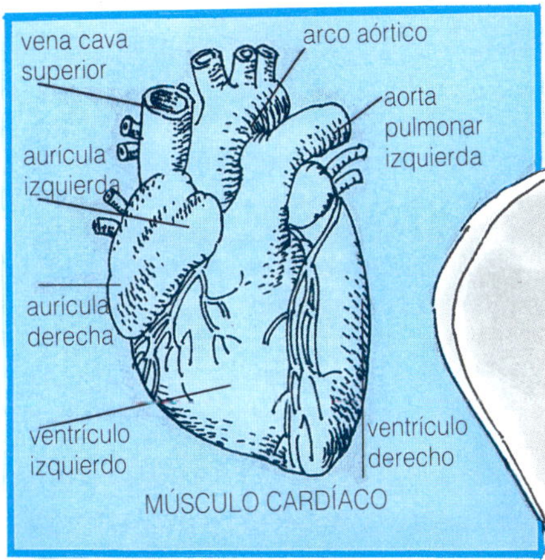

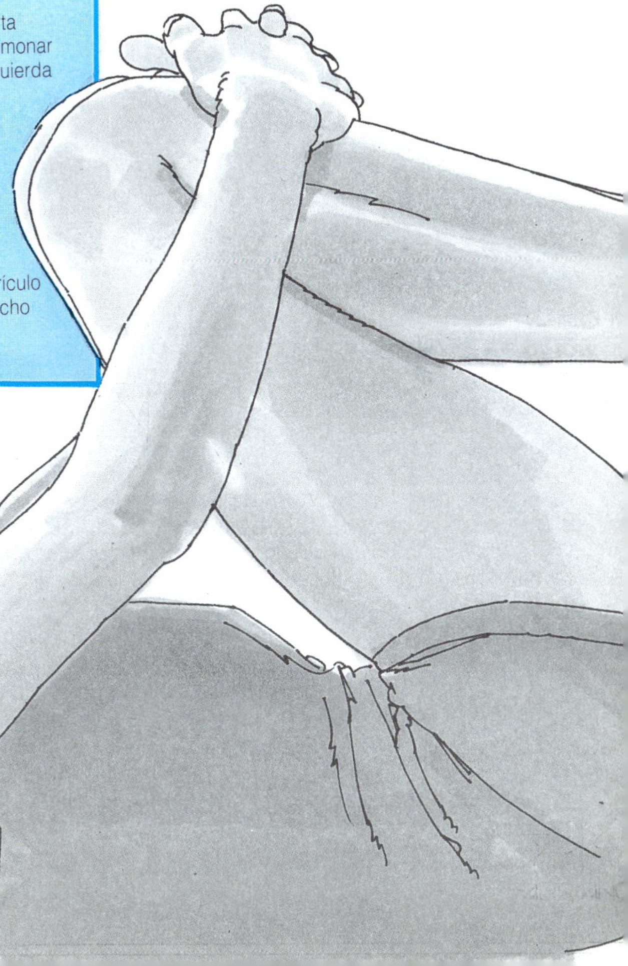

QUÉ OCURRE CUANDO NOS ESTIRAMOS

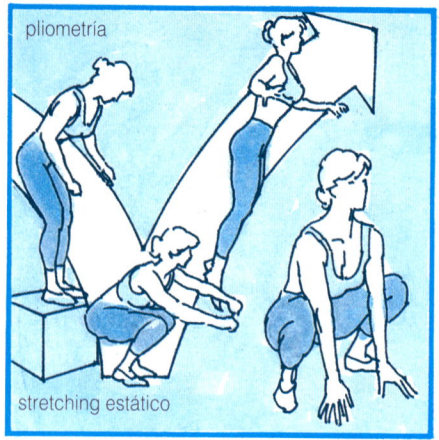

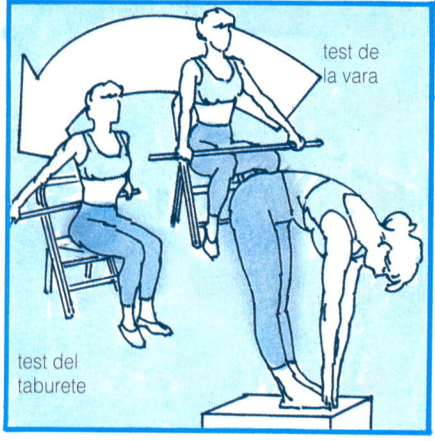

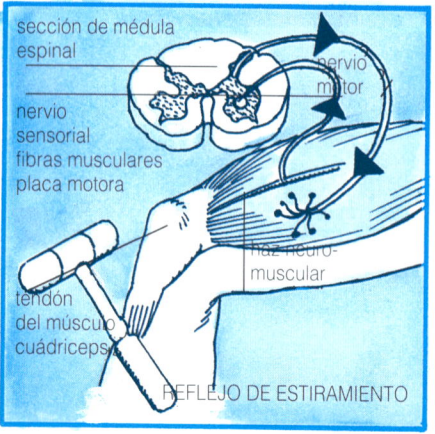

Los ejercicios de estiramiento se pueden realizar con dos técnicas distintas que ofrecen resultados también distintos:
• métodos rápidos y elásticos de realización, que mejoran la fuerza muscular y la velocidad. Estas técnicas se utilizan en las distintas especialidades deportivas con nombres distintos: power stretching, ejercicios pliométricos, etc. El músculo se comporta de forma parecida a un elástico, cuanto más drásticamente se estira más fuerza libera. Sin embargo, no es éste nuestro objetivo, por lo que no profundizaremos en este sistema;
• métodos estáticos que desarrollan la *flexibilidad*, es decir el estiramiento.

¿Qué es la flexibilidad?
Es la capacidad de realizar gestos con una excursión articular lo más amplia posible; se ve limitada por dos factores:
• tipo y forma de las articulaciones (que se convierten en obstáculo mecánico en la excursión máxima. Se trata de características hereditarias que no se pueden modificar);
• capacidad de estirar músculos, tendones y ligamentos (que se puede entrenar mediante el stretching).
La flexibilidad es una capacidad muy importante porque su carencia frena el juego muscular del movimiento, haciendo que resulte más cansado y costoso en términos de consumo energético, predisponiendo además a los traumatismos. Alcanza su desarrollo máximo alrededor de los 8-12 años y, al avanzar la edad, se va reduciendo de forma gradual. En los ancianos, por lo general, se observa una flexibilidad escasa, debido sobre todo a la inactividad. Fuerza y flexibilidad son dos características opuestas; las mujeres, menos fuertes que los hombres, son más flexibles, y los chicos jóvenes, que en la edad del desarrollo aumentan considerablemente su fuerza, pierden flexibilidad a la misma velocidad. Esto sólo es válido en las poblaciones sedentarias; en los atletas ocurre exactamente lo con-

trario. Pensemos, por ejemplo en los gimnastas que se encuentran entre los atletas más fuertes y más flexibles.
El calor del cuerpo mejora la flexibilidad, mientras que el frío la reduce.
Podemos evaluar nuestro nivel de flexibilidad con dos sistemas: *el test del taburete*, que mide la flexibilidad a nivel de la articulación de cadera, y el *test de la vara*, cuya medición se realiza respecto a la articulación de los hombros.

El test del taburete
Con los pies descalzos sobre un taburete, flexionar el tronco hacia delante de forma lenta y progresiva, manteniendo las piernas estiradas. El llegar a tocar la punta de los pies es indicativo de una buena flexibilidad (véase ilustración).

El test de la vara
Sentado en una silla, se empuña una vara de madera y, con los brazos bien estirados, se realiza un movimiento circular hasta situar la vara por detrás del cuerpo (véase ilustración). Repetir la prueba reduciendo paulatinamente la amplitud de la empuñadura.
Mejorar la capacidad de extensión de tendones, músculos y ligamentos contribuye a incrementar la flexibilidad; es importante entender cómo ocurre esto, porque así se aclaran las modalidades de realización de los ejercicios de stretching.

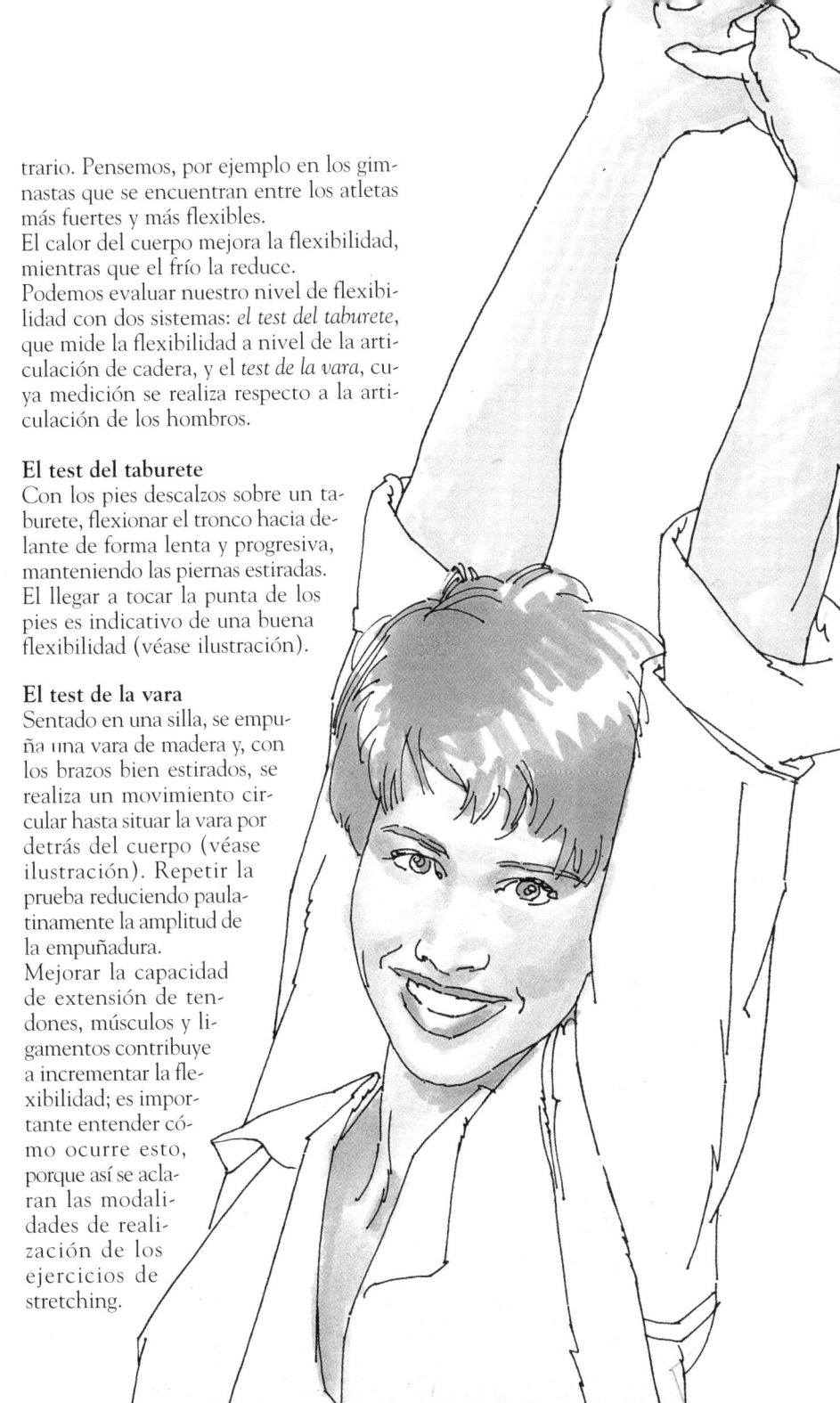

CÓMO NOS ESTIRAMOS

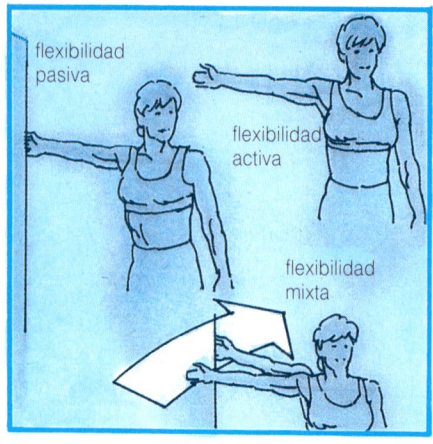

Ya hemos visto que en el stretching existe un único método correcto de realización, que supone una tensión ejercida con gran lentitud y mantenida durante, como mínimo, 10-30 segundos, efectuando el ejercicio con total relajación.

Abundan, por el contrario, los sistemas de aplicación y las condiciones que pueden producir el estiramiento en el músculo. Se suele distinguir entre tres tipos distintos de acciones:

- **Activa.** El músculo se estira por la contracción voluntaria de los músculos antagonistas, por ejemplo, echando hacia atrás el brazo para estirar los músculos del tórax.
- **Pasiva.** Se aprovecha la gravedad o se recurre a la ayuda de un compañero. Por ejemplo, al flexionarse hacia delante hasta tocar los pies, el peso del tronco se encarga de estirar los músculos de la espalda.
- **Mixta.** Se utilizan los dos primeros métodos de forma simultánea. Por ejemplo, se echa atrás el brazo con una acción voluntaria y luego el compañero ayuda a completar el movimiento.

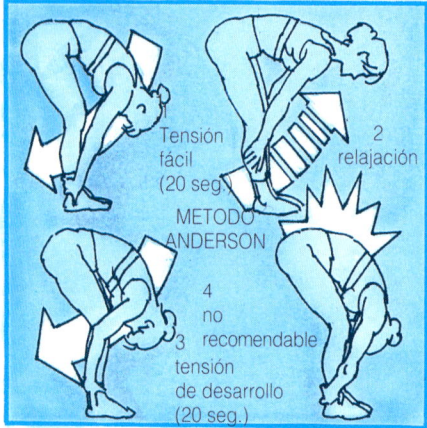

Normas básicas

Se trata de normas muy sencillas, aunque importantes, que siempre se han de tener en cuenta.

- Comenzar a practicar con precaución e ir intensificando gradualmente.
- Realizar siempre movimientos correctos.
- Estirar ambos lados del cuerpo de igual forma.
- No olvidar ninguna zona muscular.
- Respirar lenta y libremente, sin retener el aliento.
- Alcanzar el punto máximo de estiramiento en fase de espiración.

Otros métodos

MÉTODO ANDERSON. Creado por Bob Anderson y aplicado en todo el mundo; consta de 3 fases:

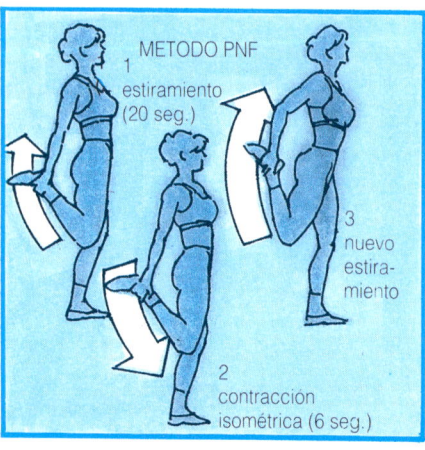

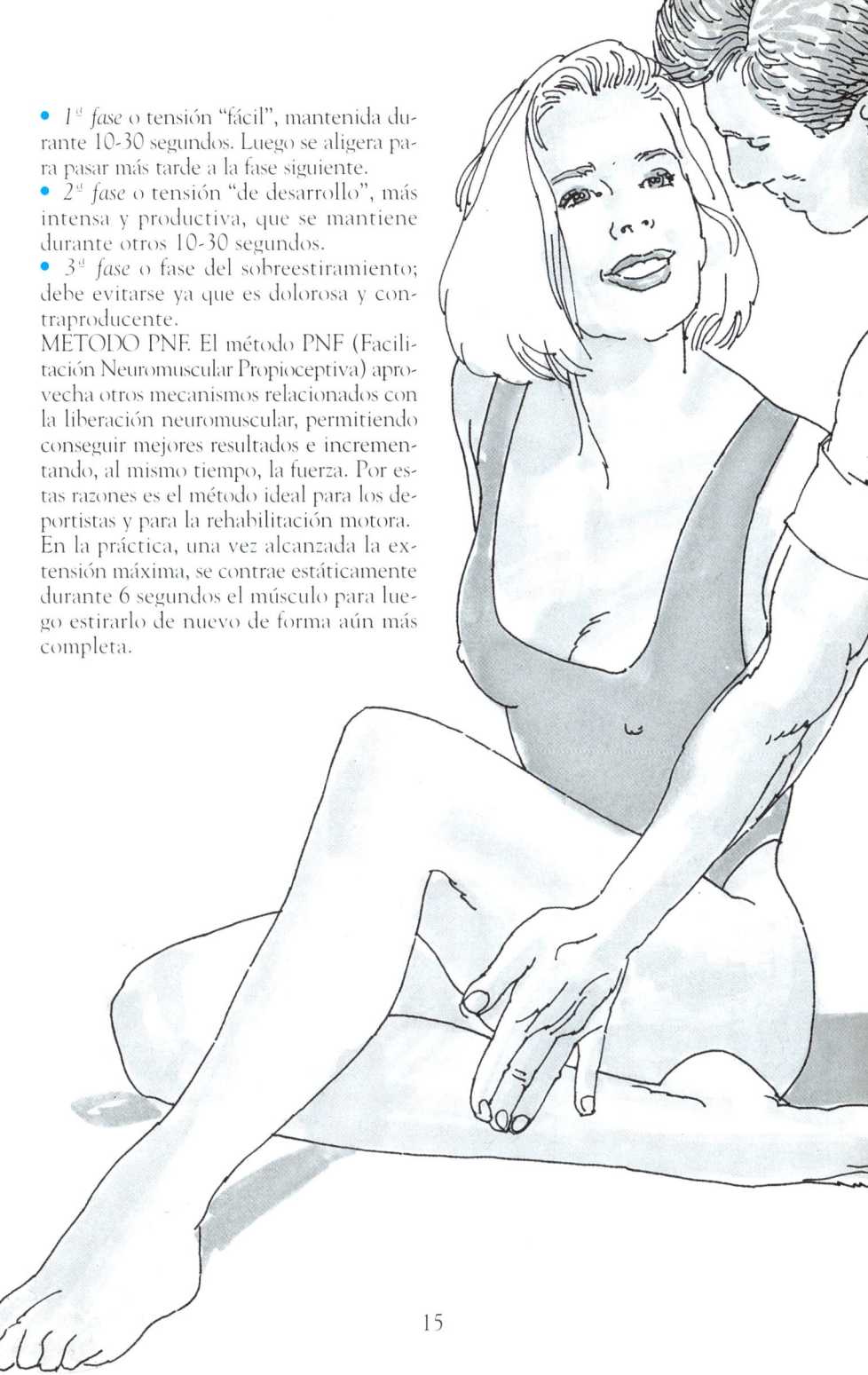

- 1^a *fase* o tensión "fácil", mantenida durante 10-30 segundos. Luego se aligera para pasar más tarde a la fase siguiente.
- 2^a *fase* o tensión "de desarrollo", más intensa y productiva, que se mantiene durante otros 10-30 segundos.
- 3^a *fase* o fase del sobreestiramiento; debe evitarse ya que es dolorosa y contraproducente.

MÉTODO PNF. El método PNF (Facilitación Neuromuscular Propioceptiva) aprovecha otros mecanismos relacionados con la liberación neuromuscular, permitiendo conseguir mejores resultados e incrementando, al mismo tiempo, la fuerza. Por estas razones es el método ideal para los deportistas y para la rehabilitación motora. En la práctica, una vez alcanzada la extensión máxima, se contrae estáticamente durante 6 segundos el músculo para luego estirarlo de nuevo de forma aún más completa.

LO PRIMERO: RELAJARSE

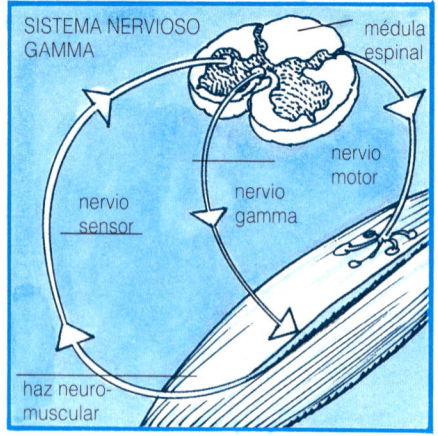

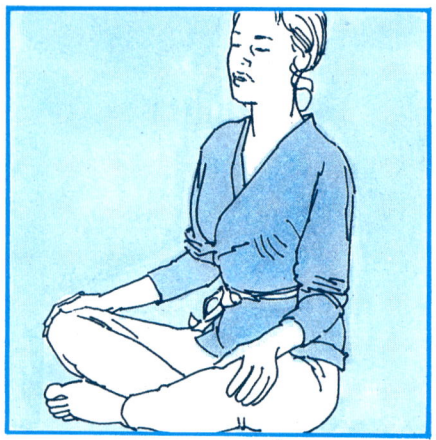

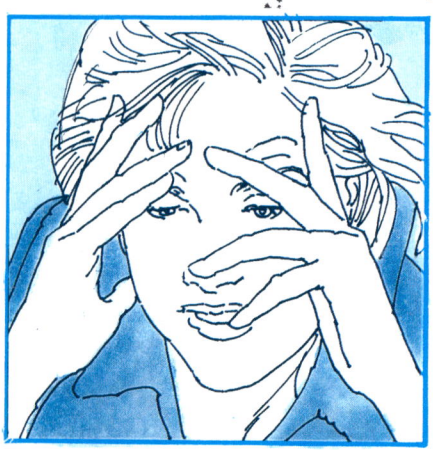

Al hablar de los haces neuromusculares vimos que cuando entran en acción, provocan la contracción del músculo. Ya hemos visto que reaccionan a la tensión violenta, pero debemos preguntarnos cuál es el punto crítico de esta tensión, más allá del cual se activa el mecanismo de respuesta refleja. La actividad de los haces está regulada por nervios específicos, los nervios *gamma*, que los envuelven por completo. Cuando los nervios gamma están excitados, es decir, cuando su actividad es muy elevada, obligan a los haces a reaccionar con mucha más sensibilidad a la tensión muscular. La actividad de los nervios gamma está dirigida por el cerebro y depende del estado de tensión psicofísica. En consecuencia:

- el estrés nos deja rígidos y contraídos porque los nervios gamma se encuentran en un nivel muy elevado de actividad;
- para evitar la estimulación de los haces neuromusculares debemos mantenernos lo más relajados posible y entrenar en un ambiente tranquilo y distendido.

Podemos comprobar que, nuevamente, el estrés se encuentra en el banquillo de los acusados, como enemigo principal contra el que hay que luchar. Esta reacción natural e instintiva, básica para la supervivencia, se ha convertido en nuestro adversario más implacable. Algunas técnicas especiales de relajación nos pueden ayudar a controlarlo. Entre ellas se cuentan el training autógeno y la respiración profunda.

TRAINING AUTÓGENO. Se trata de una serie de ejercicios capaces de provocar ciertas sugestiones (calor, pesadez, frescura, etc.) que se traducen en efectos físicos concretos. Nuestra mente transforma las sensaciones en realidades: el brazo se siente realmente pesado, la temperatura del cuerpo desciende, el corazón late con más lentitud, etc.

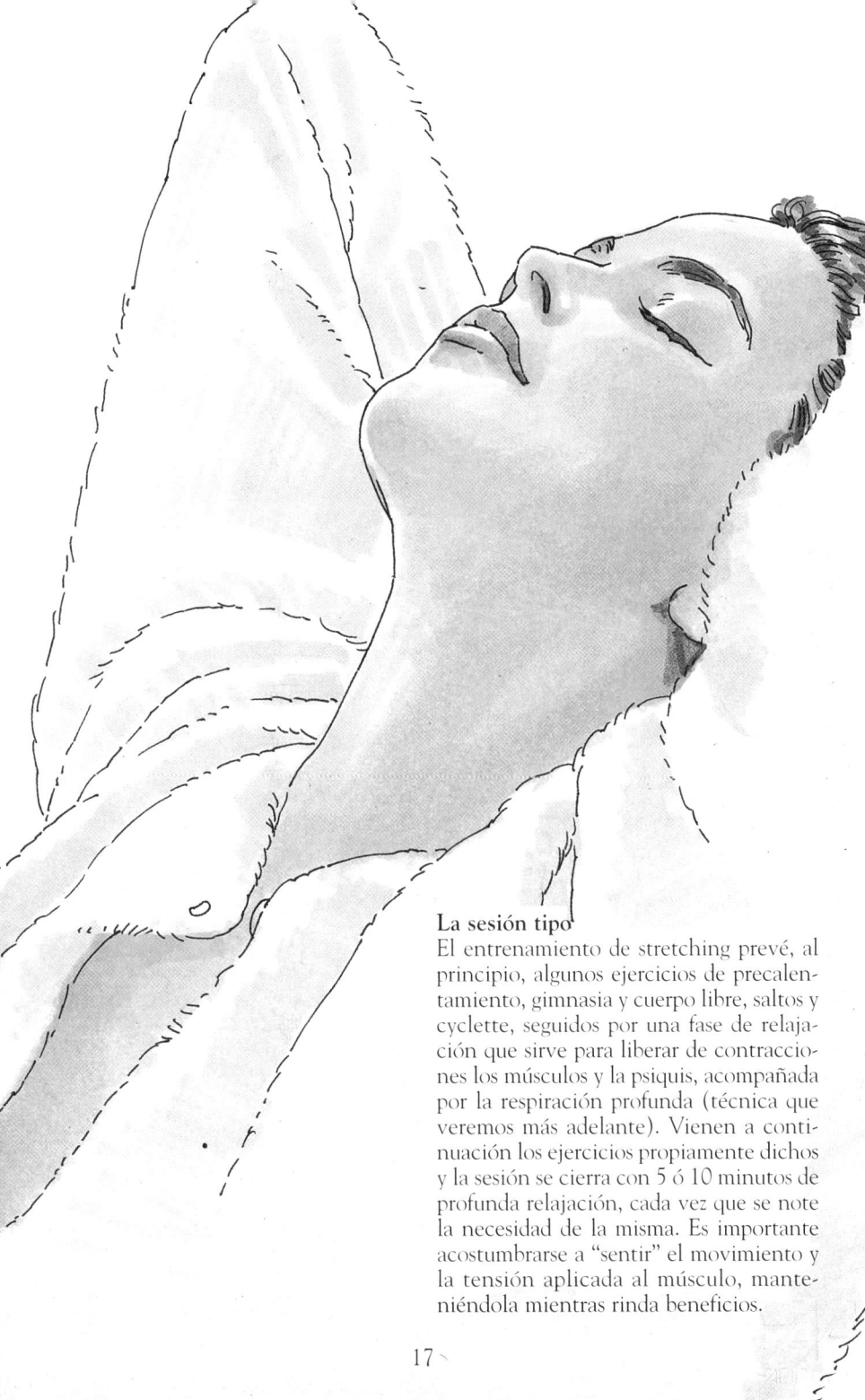

La sesión tipo
El entrenamiento de stretching prevé, al principio, algunos ejercicios de precalentamiento, gimnasia y cuerpo libre, saltos y cyclette, seguidos por una fase de relajación que sirve para liberar de contracciones los músculos y la psiquis, acompañada por la respiración profunda (técnica que veremos más adelante). Vienen a continuación los ejercicios propiamente dichos y la sesión se cierra con 5 ó 10 minutos de profunda relajación, cada vez que se note la necesidad de la misma. Es importante acostumbrarse a "sentir" el movimiento y la tensión aplicada al músculo, manteniéndola mientras rinda beneficios.

DÓNDE Y CUÁNDO ESTIRARSE

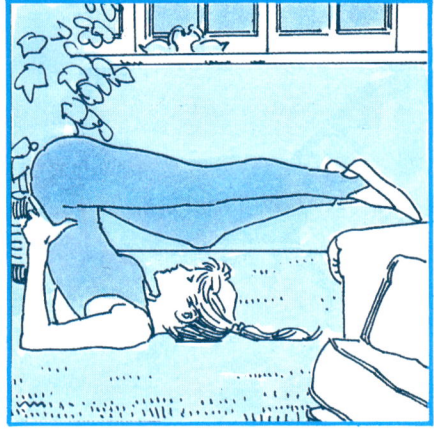

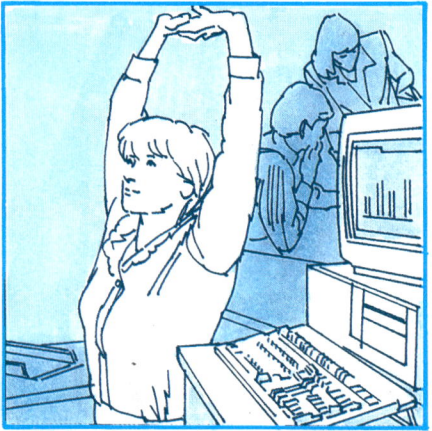

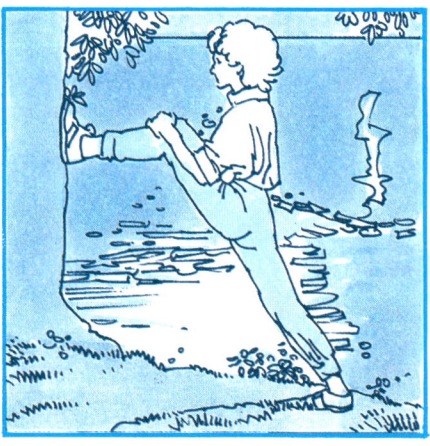

Volvamos al stretching entendido como actividad natural e instintiva, volvamos por un instante a nuestro gato, que no se fija un momento concreto para estirarse, sino que lo hace simplemente cuando siente que lo necesita. Así debería ser para nosotros a lo largo de la jornada. En el autobús, en la oficina, en el coche: pequeños movimientos, casi imperceptibles, que podemos realizar cuando notamos que los necesitamos. En cuanto se refiere a la sesión de entrenamiento propiamente dicha, hay que establecer unas normas, aunque sencillas. Ya hemos visto que es indispensable conseguir una relajación profunda, por lo que el lugar deberá ser tranquilo y aislado, alejado de ruidos o de otros elementos que puedan interferir. Puede servir el dormitorio o cualquier otra habitación de la casa. Es muy agradable practicar el stretching fuera de casa, al aire libre a ser posible, en la hierba de un parque o en el campo, lejos del tráfico, utilizando árboles, ramas o características del lugar para inventar ejercicios nuevos.

El momento más adecuado estará en función de hábitos y necesidades; funciona muy bien por la mañana, antes de empezar la jornada, o por la tarde, para descargar el cansancio y la tensión. Si se practican otros deportes, los ejercicios de estiramiento tienen que constituir gran parte del precalentamiento inicial y del tiempo de recuperación con que se finaliza la sesión.

Se ha de evitar la práctica del stretching recién comido y esperar a que la digestión casi haya terminado. La ropa debe ser cómoda, permitiendo la máxima libertad de movimientos, pero teniendo cuidado de que el cuerpo y el ambiente estén a la temperatura suficiente para poder desarrollar al máximo la flexibilidad.

Una música tranquila y relajante constituye un excelente fondo; pero hay que procurar no elegir ritmos demasiado vivos, que pueden distraer y provocar pérdidas de relajación y concentración.

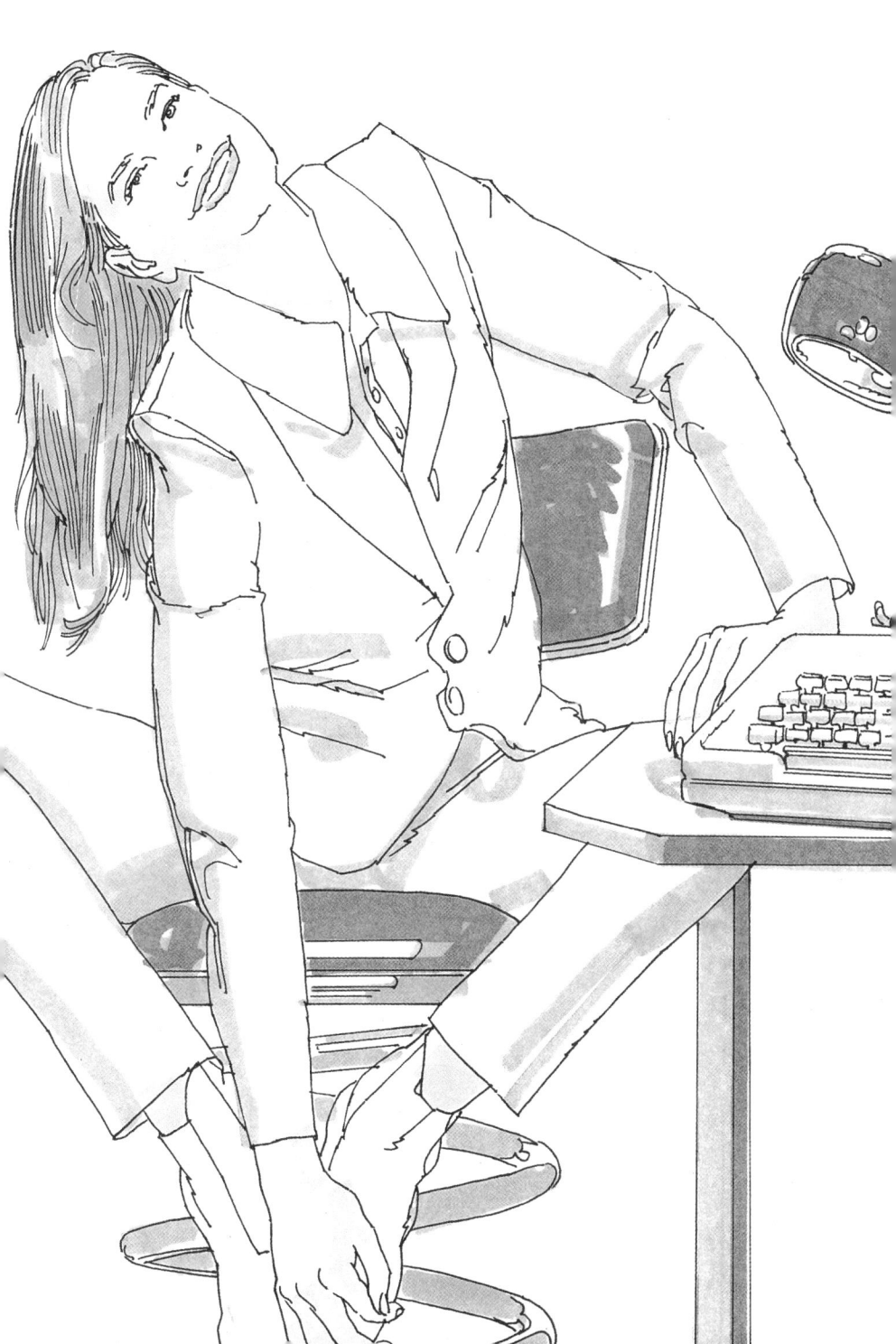

ASÍ NO FUNCIONA

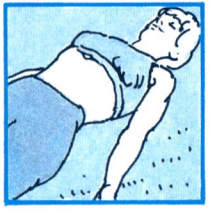
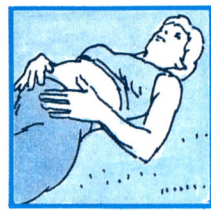
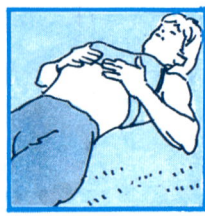
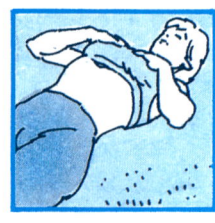

Los errores que se han de evitar al practicar los ejercicios de estiramiento son muy concretos y fáciles de suponer en función de cuanto hemos visto hasta aquí. En especial, hay que tener cuidado con:

• Entrenarse de forma relajada, evitando precipitaciones al realizar los ejercicios con ansiedad y falta de concentración. Se ha de avanzar de forma gradual, dejando de lado pensamientos extraños, liberando gradualmente la mente, practicando la relajación y la respiración profunda tanto al comienzo como al final de la sesión.

• Evitar el rebote para forzar la posición de estiramiento; se trata de un sistema contraproducente y peligroso. Hay que alcanzar lentamente la tensión deseada y mantenerla durante un mínimo de 10 segundos, para luego aflojar y volver de nuevo *lentamente*, buscando una tensión superior.

• No llegar nunca a estiramientos que produzcan dolor, por las mismas razones.

• No salir de la posición de estiramiento de forma repentina.

• Realizar correctamente los ejercicios, evitando posturas forzadas, así como los ejercicios más fuertes mientras no se esté en condiciones de afrontarlos con seguridad.

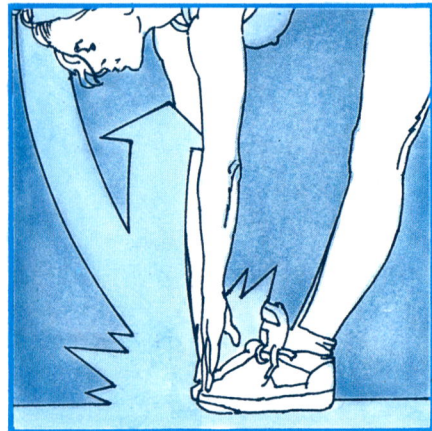

• Evitar posturas que impliquen tensiones musculares de compensación. Por ejemplo, si para estirar correctamente el muslo estando sentado en el suelo nos vemos obligados a mantener bajo esfuerzo el resto del cuerpo para controlar el ejercicio, estaremos realizando un trabajo contraproducente.

• Evitar emulaciones y competencias en el entrenamiento con un compañero. El stretching es una actividad eminentemente individual y cada persona tiene sus propios límites, que se han de respetar cuidadosamente.

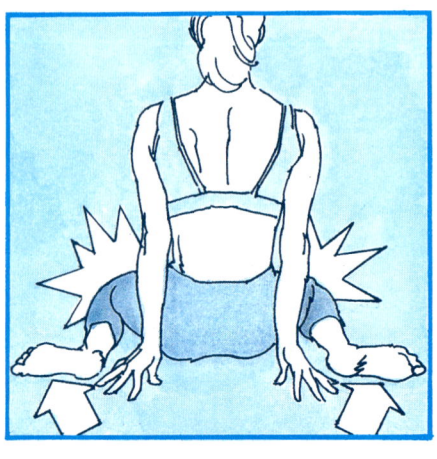

• No retener nunca la respiración durante la realización de los ejercicios.

La respiración profunda

Aún más importante es aprender el método de respiración correcto. Respirar bien no es instintivo, se trata de una técnica que se ha de aprender con vistas a la higiene y la salud de nuestro organismo. Hay que destacar que el estrés "corta" la respiración, hace que sea corta y superficial, mientras que una respiración completa y profunda sirve para combatir la tensión psicofísica. El método de respiración correcto es el siguiente:

• en tendido supino, se espera a que todas las funciones del cuerpo se ajusten a un nivel mínimo de actividad. La mente sigue el ritmo de la respiración, el rostro y el cuello se encuentran totalmente relajados;

• espirar profundamente, reteniendo la respiración unos instantes;

• inspirar empezando por el abdomen que se eleva: las manos se mantienen apoyadas sobre el mismo para seguir el movimiento;

• a continuación, levantar la caja torácica, desplazando las manos en correspondencia con esta elevación;

• por último, levantar los hombros, siguiendo en todo momento la inspiración con las manos;

• llegados a este punto, los pulmones están llenos de aire. Espirar de nuevo tranquilamente y con gran lentitud;

• retener un instante el aliento y volver a empezar.

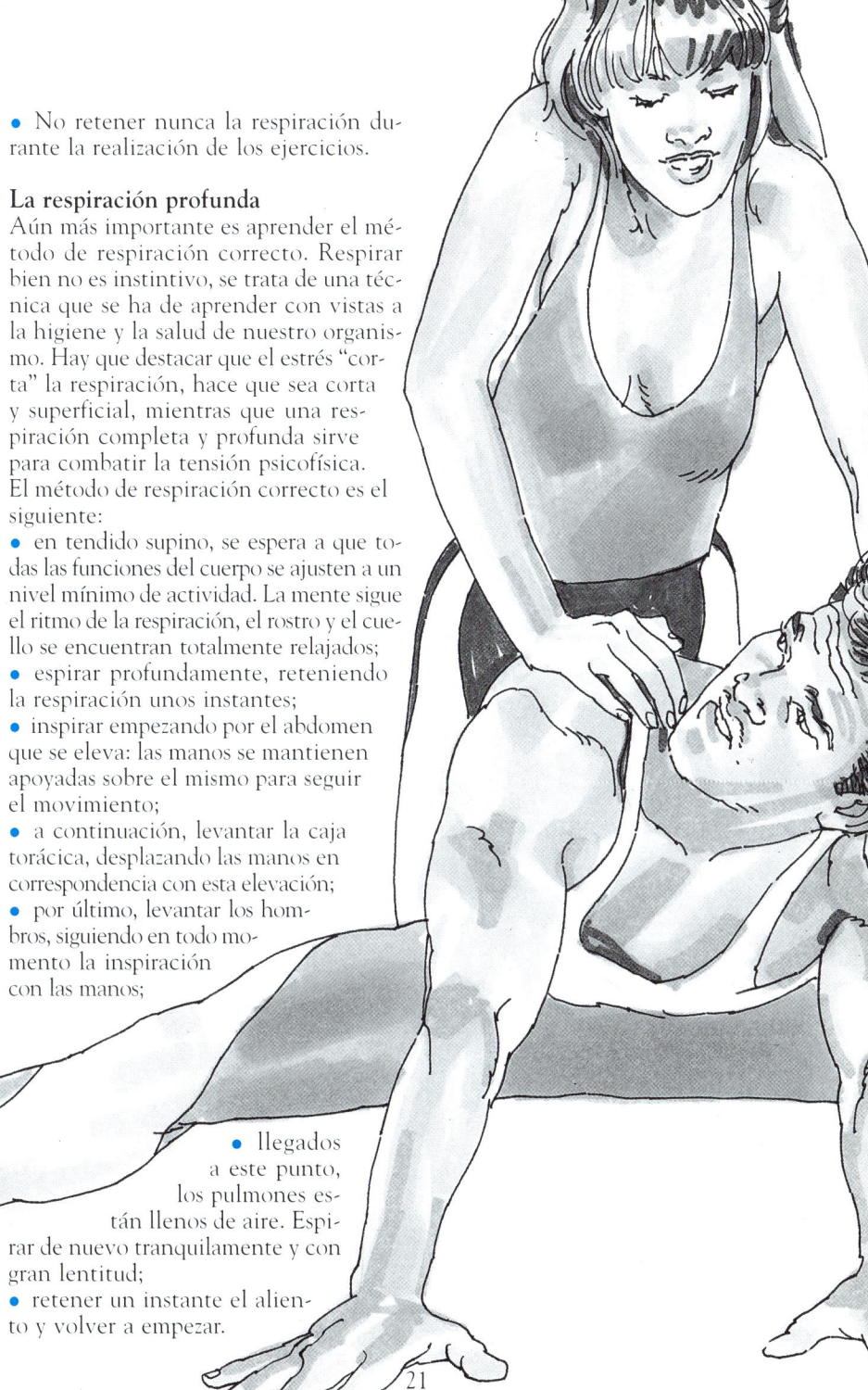

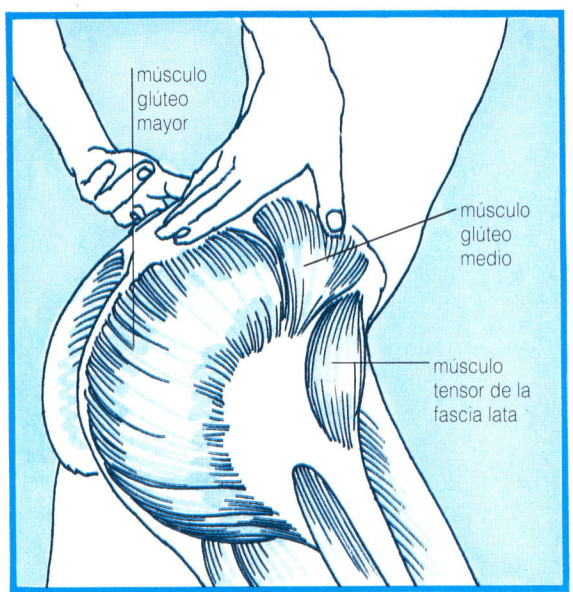

LOS GLÚTEOS

Es inútil negarlo: los glúteos son, cada vez más, objeto de deseo. Pequeños, firmes, sin defectos ni taras, atraen la mirada admirativa de ellos y la envidiosa de ellas.

Estadísticas recientes demuestran que lo primero que aprecia una mujer en su compañero es un "trasero" bien formado y desarrollado. Esta parte importante del cuerpo es, también con frecuencia, fuente de problemas y preocupación. Esto se debe al hecho de que sufre el castigo continuo de verse presionado, aplastado y mantenido inactivo durante la mayor parte del día: en la silla, en la butaca, en el coche. Escasez de movimiento y de circulación propician la acumulación de grasas y celulitis.

Los ejercicios de estiramiento mejoran el flujo circulatorio y tonifican estos músculos que, en consecuencia, ganan desde el punto de vista estético y plástico.

Los glúteos constituyen un amplio sector muscular, formado por el *gran glúteo* y el *pequeño glúteo* y tienen, sobre todo, la misión de estirar el muslo respecto a la pelvis, como ocurre al subir escaleras o al echar la pierna hacia atrás.

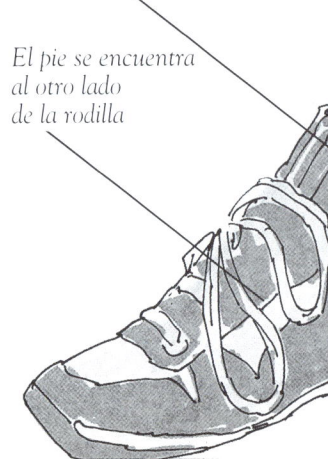

Empujar lentamente el muslo hacia el cuerpo

Doblar la pierna derecha y apoyarla en el suelo

El pie se encuentra al otro lado de la rodilla

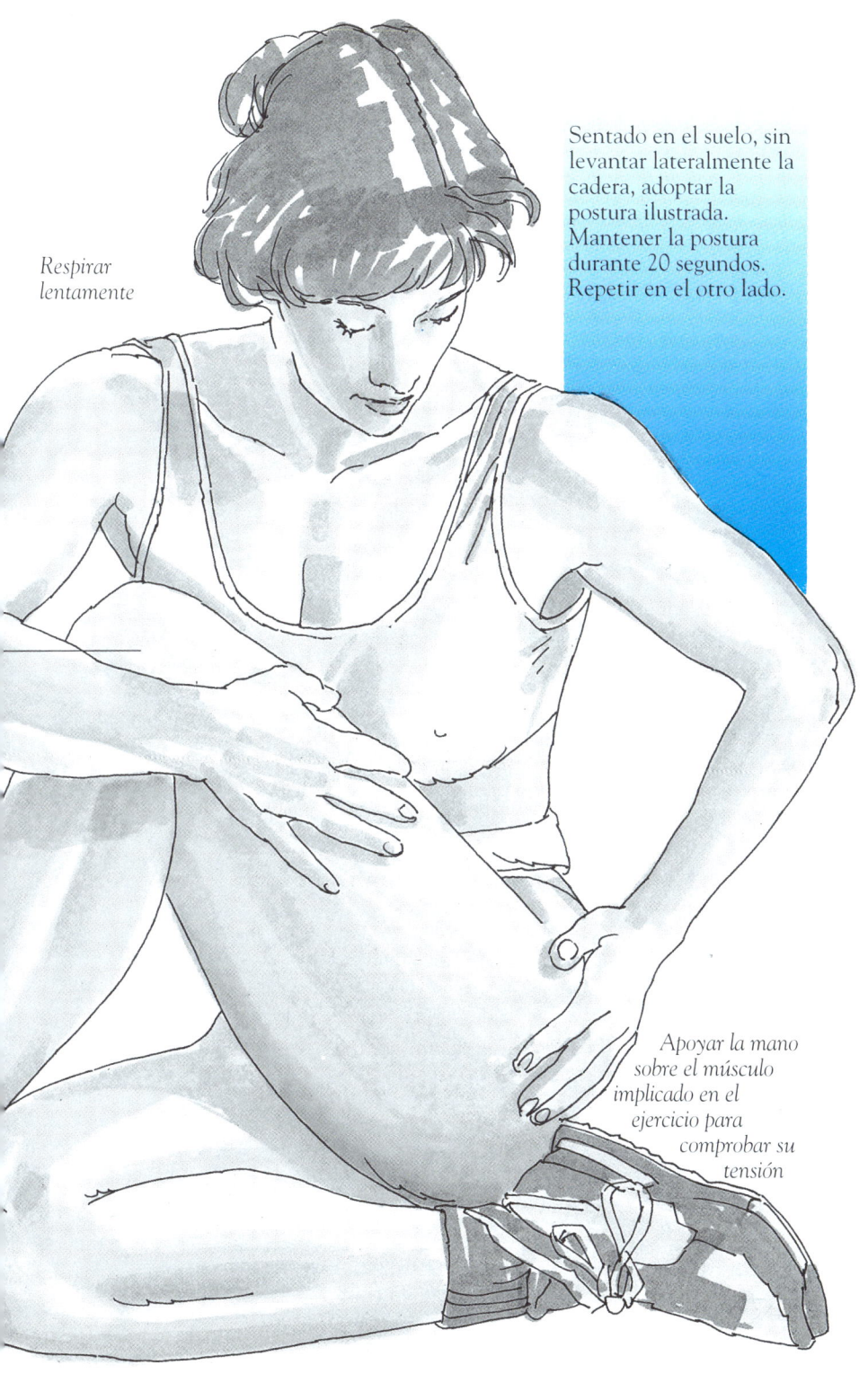

Respirar lentamente

Sentado en el suelo, sin levantar lateralmente la cadera, adoptar la postura ilustrada. Mantener la postura durante 20 segundos. Repetir en el otro lado.

Apoyar la mano sobre el músculo implicado en el ejercicio para comprobar su tensión

GLÚTEOS

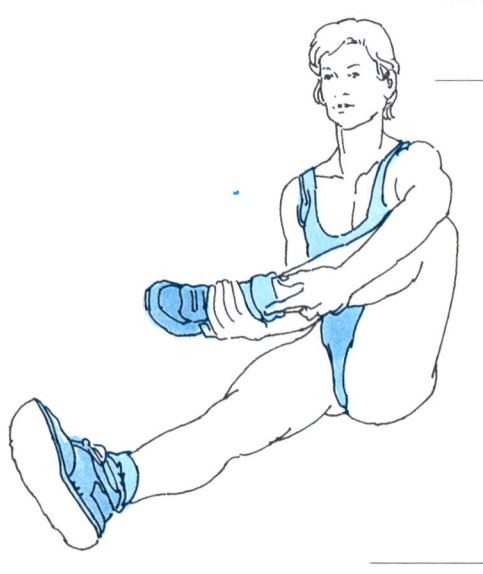

1. Sentado, con una pierna extendida, doblar y levantar la otra, sujetándola por el tobillo. Manteniendo inmóvil la pelvis, llevar la rodilla lo más atrás que se pueda. Mantener la postura durante 20 segundos. Repetir con la otra pierna.

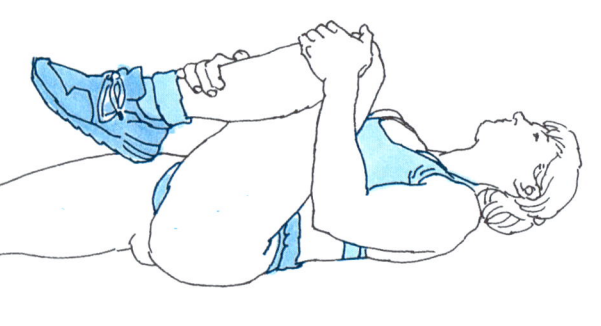

2. Tendido en el suelo, llevar la rodilla hacia el pecho sin levantar la pelvis, hasta conseguir la tensión deseada. La tensión se ha de mantener 25 segundos. Relajar y repetir con la otra pierna.

3. Tumbado en el suelo, aferrar con ambas manos la pierna, manteniendo la rodilla ligeramente flexionada. Tratar de acercar la pierna al cuerpo todo lo posible sin levantar la pelvis del suelo. La tensión se ha de mantener 30 segundos.

GLÚTEOS

4. Tumbado en el suelo, con una pierna extendida, levantar la otra llevándola hacia atrás y hacia el lado contrario del cuerpo.
Mantener la postura 20 segundos.

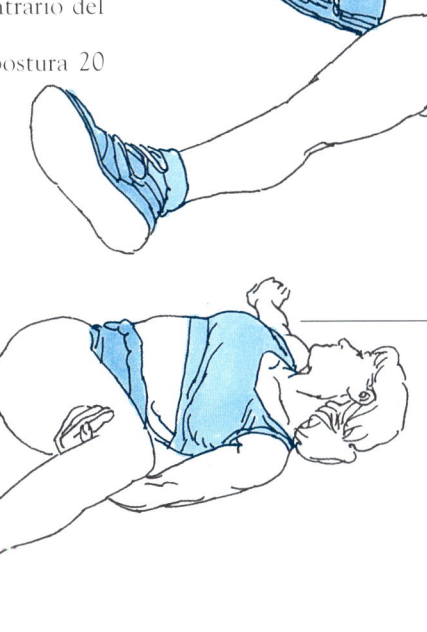

5. Tumbado en el suelo, con los hombros bien apoyados y el brazo derecho estirado ligeramente, realizar una torsión de la pelvis hacia la izquierda levantando la pierna derecha hacia el tronco. Con ayuda del brazo forzar un poco más la postura. La tensión se ha de mantener 20 segundos.

6. Tumbado, con la nuca relajada y la cabeza apoyada en el suelo, cruzar las manos alrededor de la rodilla derecha, pasando por encima de los brazos la pierna izquierda, como se muestra en la ilustración. Tirar de las piernas hacia el pecho sin levantar la pelvis del suelo. Mantener la postura 30 segundos.

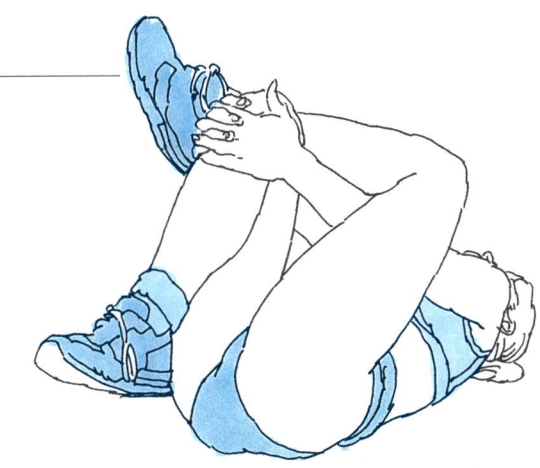

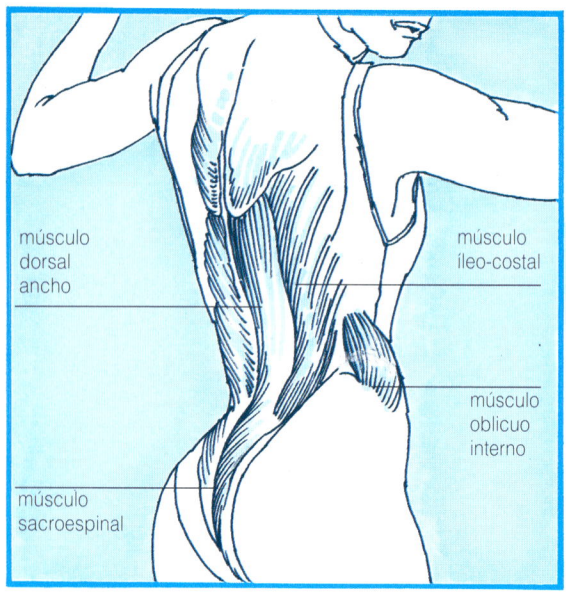

músculo dorsal ancho
músculo íleo-costal
músculo oblicuo interno
músculo sacroespinal

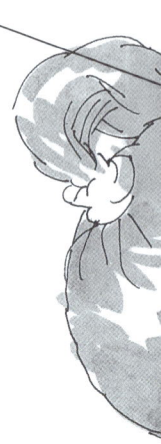

La musculatura de la espalda y de los hombros está totalmente relajada

LA ZONA LUMBAR

La columna vertebral es lugar frecuente de dolorosos trastornos. Para conservar su fuerza y su buen funcionamiento debe estar sustentada por una musculatura igualmente sana. Por desgracia, la vida sedentaria debilita esta cadena muscular, con sus secuelas consiguientes: dolor, rigidez, predisposición a sufrir traumatismos. Los grupos musculares que tienen un papel esencial en la estabilidad de la columna vertebral son los erectores de la columna (en especial el *dorsal ancho*) y los abdominales.

Se trata de *músculos posturales* que garantizan la postura erguida del cuerpo.

Sometidos a un estímulo continuo, son muy ricos en esos órganos sensores que ya hemos analizado, los *haces neuromusculares*, que garantizan una tensión constante. La consecuencia de ello es la predisposición a la rigidez y al dolor. Por otra parte debemos comprender que, si no están bien entrenados, les resulta difícil cumplir su cometido de proteger a la columna vertebral. Devolverles su tono natural mediante el stretching es un deber y al mismo tiempo un alivio para todos nosotros.

Sentados, apoyar el tronco en las piernas, dejando colgar la cabeza y los brazos totalmente relajados. Mantener largo rato la postura, sin limitaciones de tiempo.

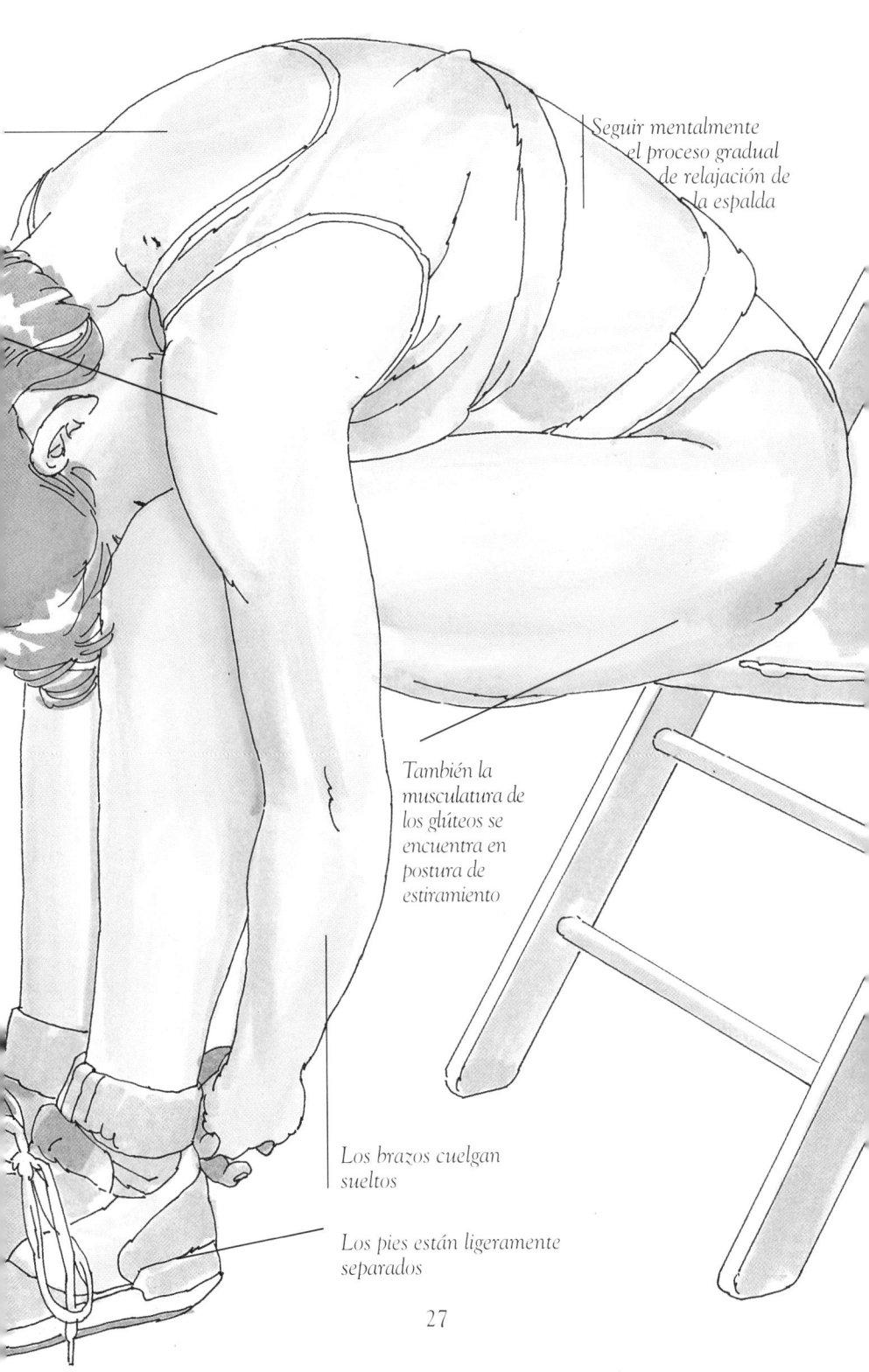

ZONA LUMBAR

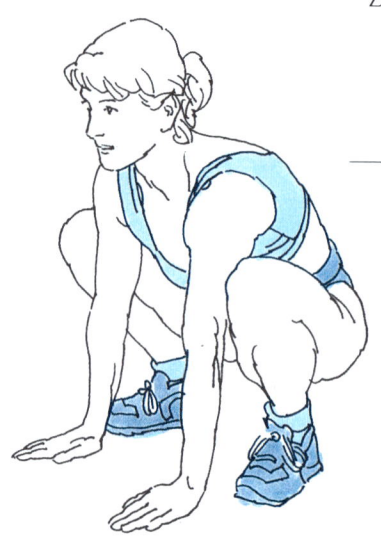

7• Agachado hasta casi sentarse en los talones, con los pies bien apoyados en el suelo, mantener largo rato la postura, tratando de relajar la espalda, los hombros y los brazos.

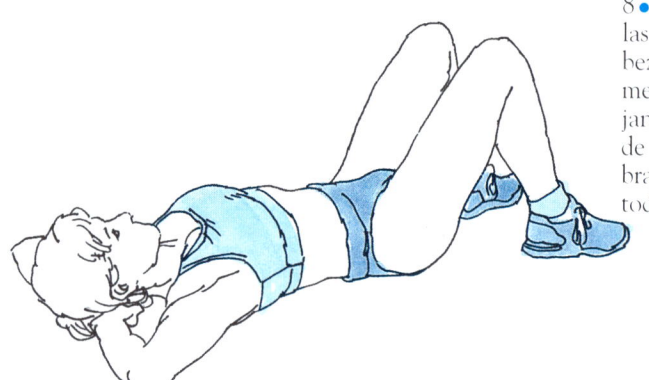

8• Tumbado en el suelo, las manos detrás de la cabeza y las piernas ligeramente flexionadas; empujando con los pies, tratar de que la columna vertebral apoye en el suelo en toda su longitud. Mantener la postura durante 15-20 segundos.

9• Tumbado en el suelo, doblar las piernas juntas abrazando las rodillas con los brazos; llevarlas hacia el pecho separando la pelvis del suelo. Mantener la tensión durante 30 segundos.

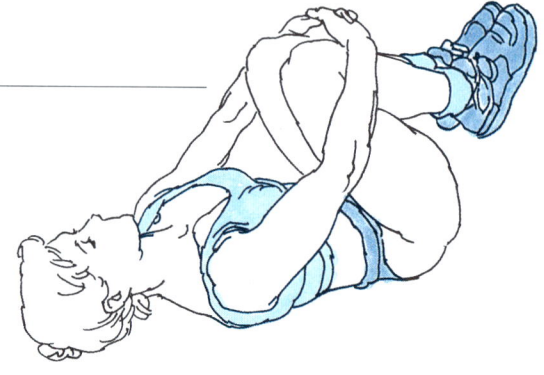

ZONA LUMBAR

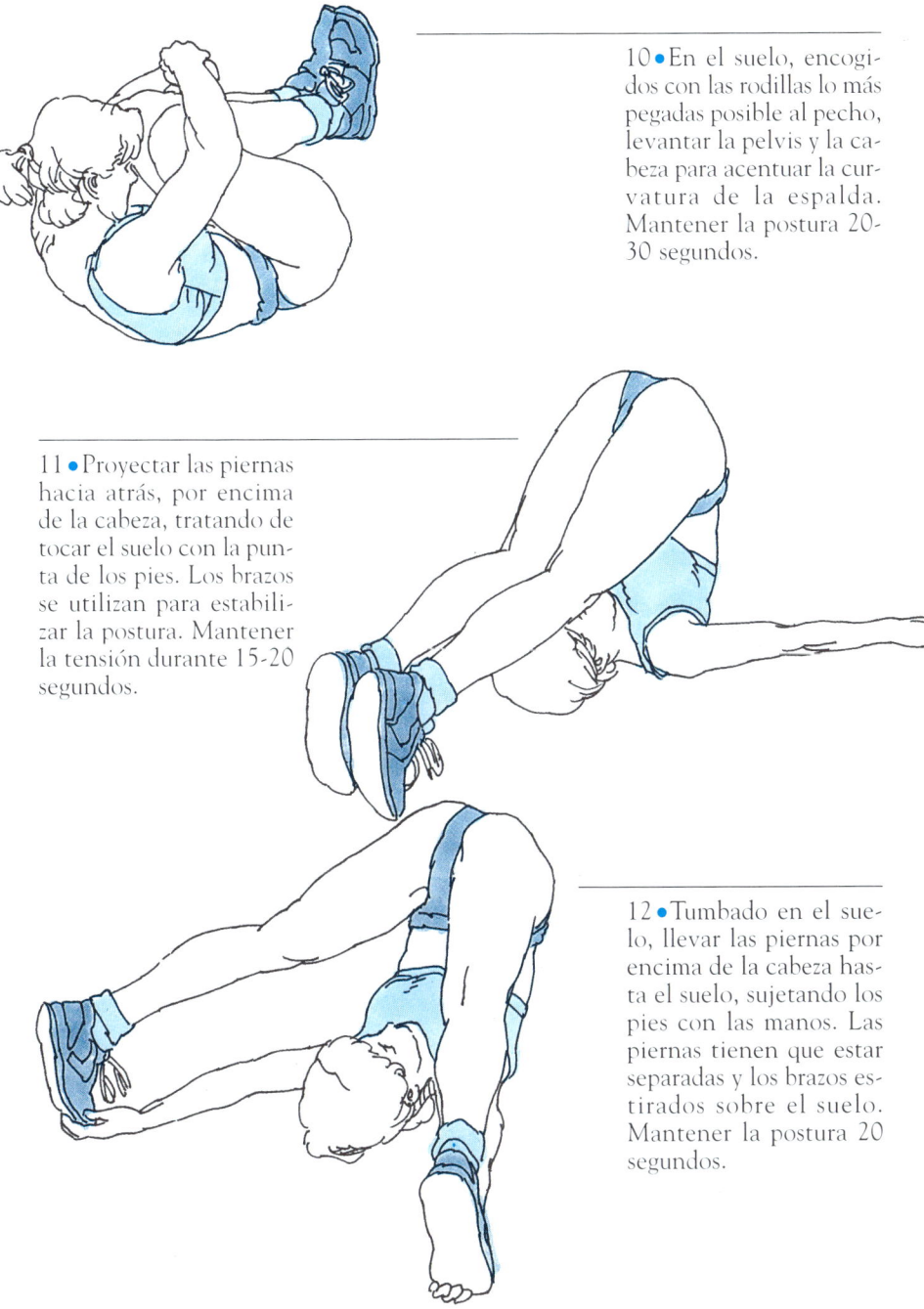

10 • En el suelo, encogidos con las rodillas lo más pegadas posible al pecho, levantar la pelvis y la cabeza para acentuar la curvatura de la espalda. Mantener la postura 20-30 segundos.

11 • Proyectar las piernas hacia atrás, por encima de la cabeza, tratando de tocar el suelo con la punta de los pies. Los brazos se utilizan para estabilizar la postura. Mantener la tensión durante 15-20 segundos.

12 • Tumbado en el suelo, llevar las piernas por encima de la cabeza hasta el suelo, sujetando los pies con las manos. Las piernas tienen que estar separadas y los brazos estirados sobre el suelo. Mantener la postura 20 segundos.

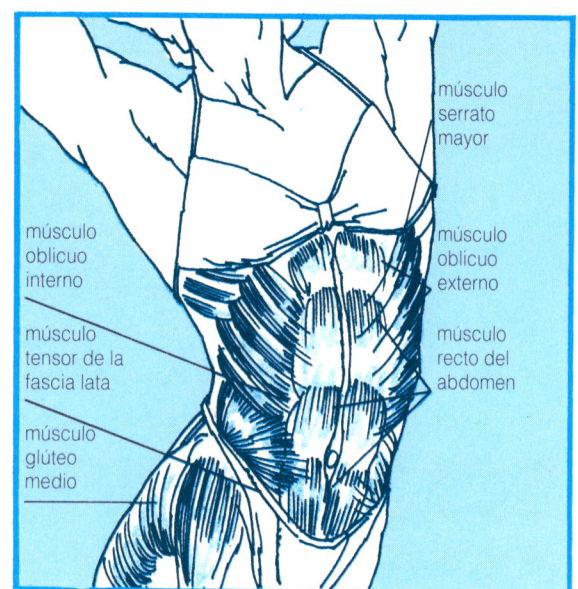

La cabeza está ligeramente levantada

Inspirar profundamente para levantar el tórax sin retener la respiración

EL ABDOMEN, LAS CADERAS Y LA CINTURA

El punto de la cintura es el centro óptico de la figura humana, la zona del cuerpo en la que primero se fija la vista. Una cintura estrecha proporciona esbeltez y elegancia, provoca envidia y admiración y es indicativa de plena forma física y escasa grasa corporal. Desde el punto de vista de la salud, un abdomen con buen tono y entrenado es aún más importante.

Una musculatura abdominal fuerte nos ayuda a respirar mejor, a digerir perfectamente, impide la relajación de los órganos internos y la aparición de desagradables "barriguitas". Por último, no se debe olvidar que la musculatura del abdomen garantiza también, en gran parte, la estabilidad vertebral.

El grupo abdominal está formado por un sistema de músculos que actúan en sinergia, es decir en colaboración, tanto en el movimiento de flexión del tronco sobre la pelvis (por ejemplo, al levantarse estando tumbado en el suelo), como en el de torsión.

En las caderas, el *glúteo menor* y el *tensor de la fascia lata* garantizan una postura y deambulación correctas, contribuyendo a la estética de la figura.

Gradualmente, ir acercando las manos al cuerpo para aumentar la tensión en el abdomen

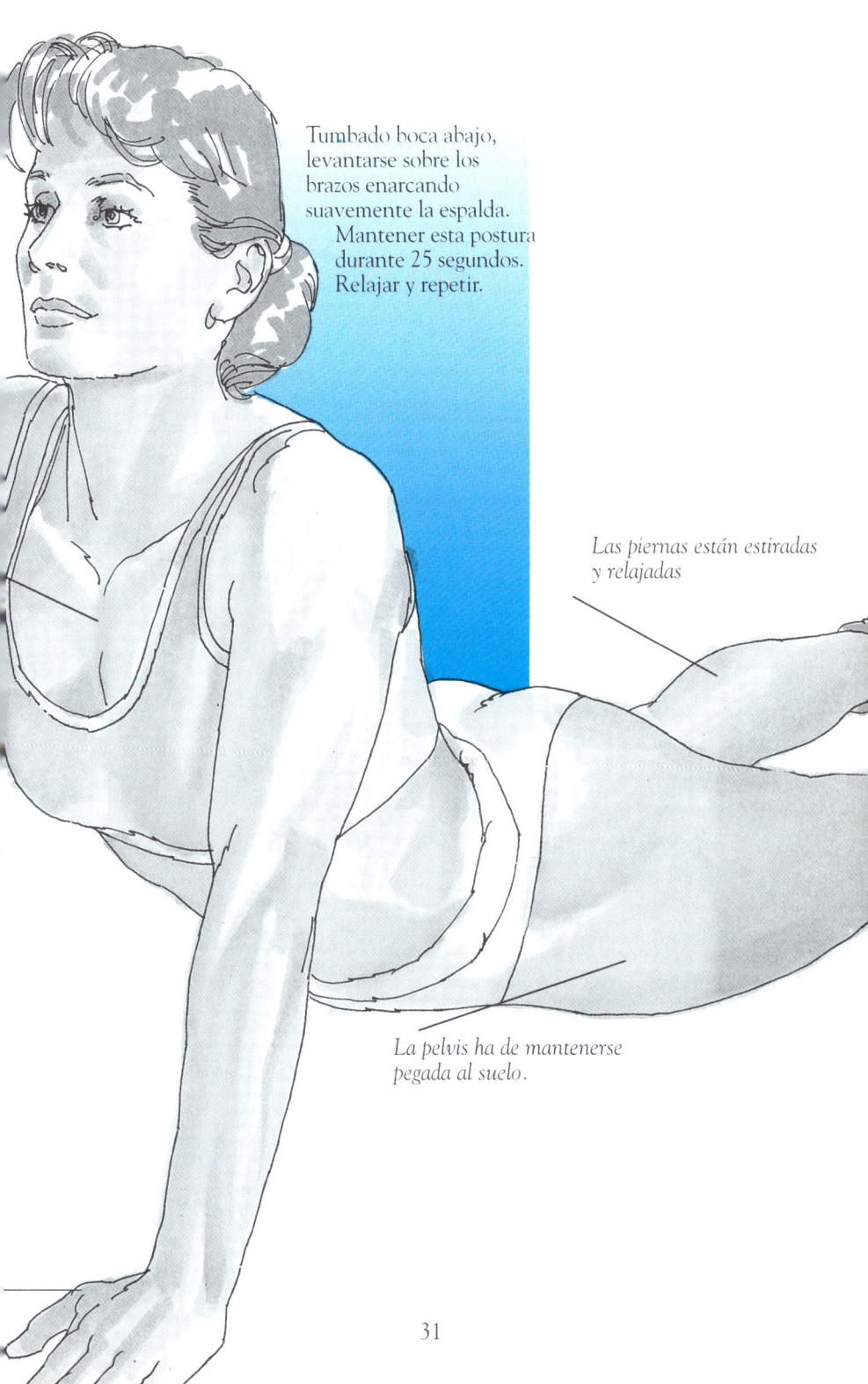

ABDOMEN • CADERAS • CINTURA

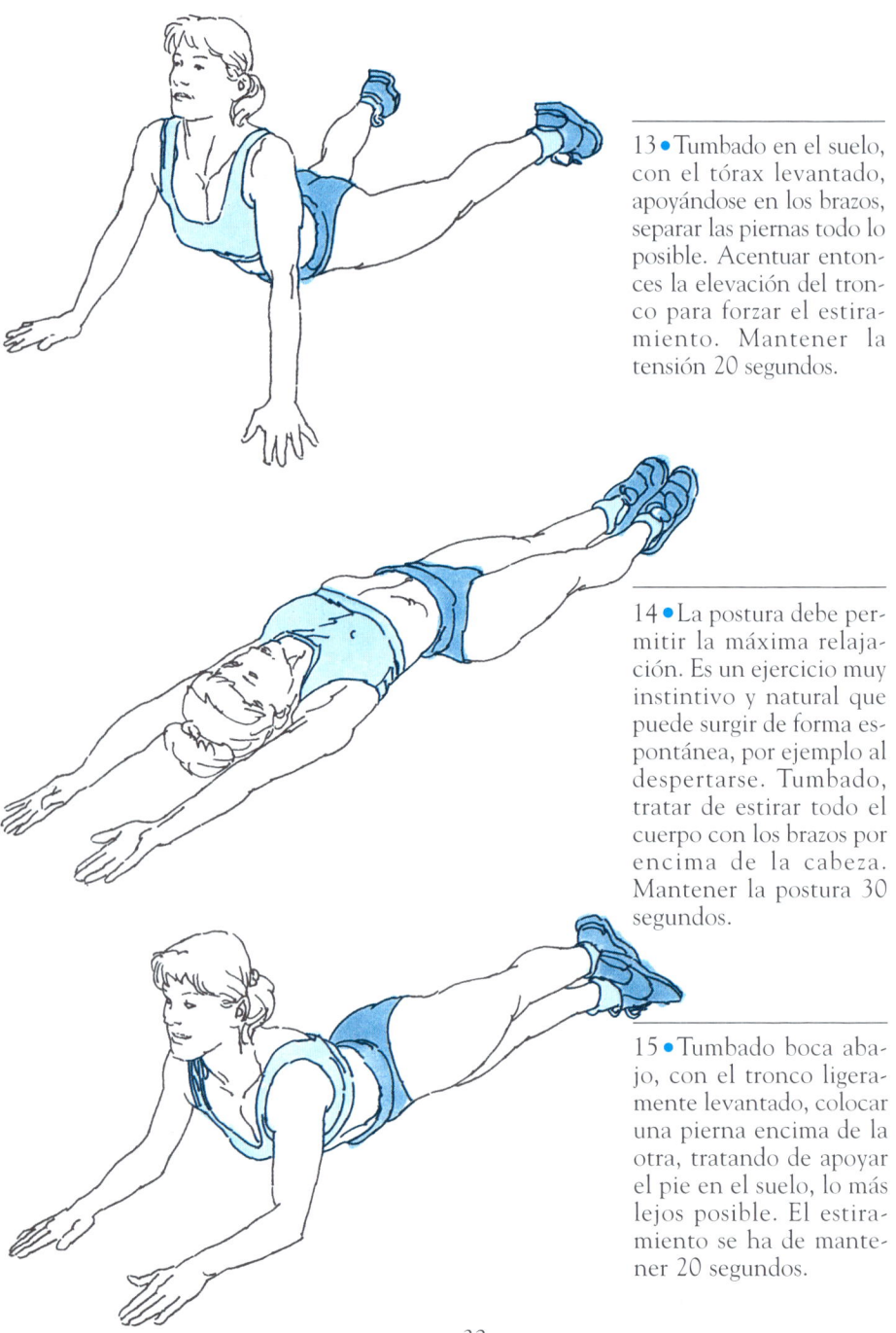

13 • Tumbado en el suelo, con el tórax levantado, apoyándose en los brazos, separar las piernas todo lo posible. Acentuar entonces la elevación del tronco para forzar el estiramiento. Mantener la tensión 20 segundos.

14 • La postura debe permitir la máxima relajación. Es un ejercicio muy instintivo y natural que puede surgir de forma espontánea, por ejemplo al despertarse. Tumbado, tratar de estirar todo el cuerpo con los brazos por encima de la cabeza. Mantener la postura 30 segundos.

15 • Tumbado boca abajo, con el tronco ligeramente levantado, colocar una pierna encima de la otra, tratando de apoyar el pie en el suelo, lo más lejos posible. El estiramiento se ha de mantener 20 segundos.

ABDOMEN • CADERAS • CINTURA

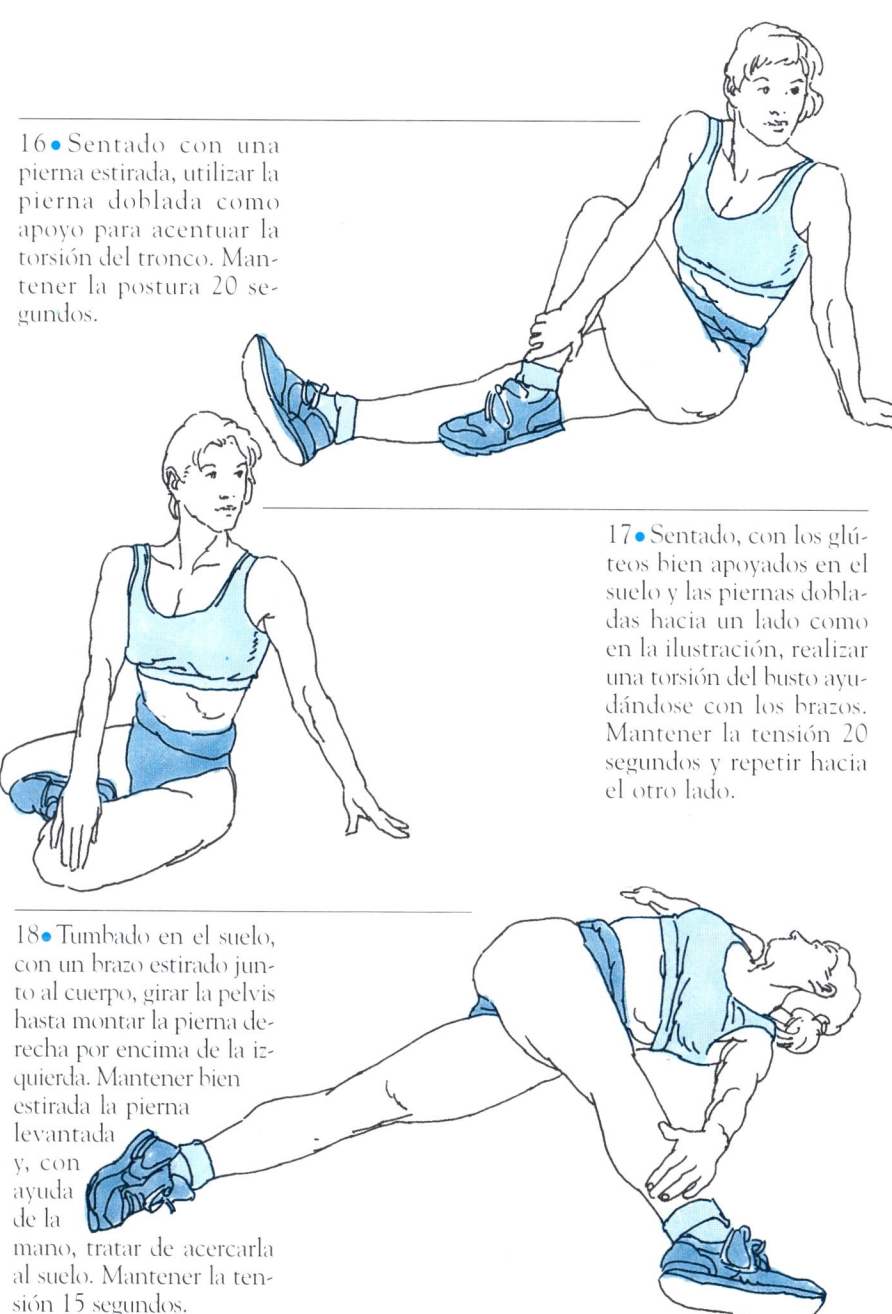

16• Sentado con una pierna estirada, utilizar la pierna doblada como apoyo para acentuar la torsión del tronco. Mantener la postura 20 segundos.

17• Sentado, con los glúteos bien apoyados en el suelo y las piernas dobladas hacia un lado como en la ilustración, realizar una torsión del busto ayudándose con los brazos. Mantener la tensión 20 segundos y repetir hacia el otro lado.

18• Tumbado en el suelo, con un brazo estirado junto al cuerpo, girar la pelvis hasta montar la pierna derecha por encima de la izquierda. Mantener bien estirada la pierna levantada y, con ayuda de la mano, tratar de acercarla al suelo. Mantener la tensión 15 segundos.

ABDOMEN • CADERAS • CINTURA

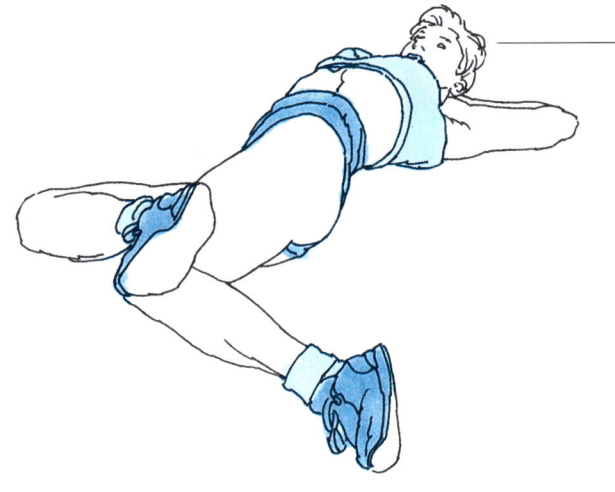

19. Tumbado en el suelo, los brazos doblados por detrás de la cabeza y las piernas flexionadas, cruzar una sobre la otra de forma que la pierna que queda arriba pueda presionar la rodilla hacia el suelo.

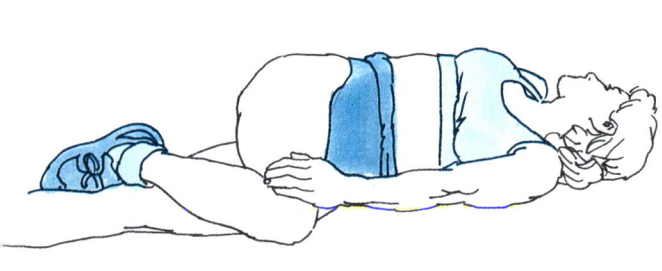

20. Tumbado en el suelo, con los hombros bien apoyados, el brazo estirado hacia un lado, realizar una torsión del tronco llevando hacia el lado la pierna flexionada. Con ayuda de la mano forzar la rodilla hacia el suelo. Mantener la tensión durante 20 segundos.

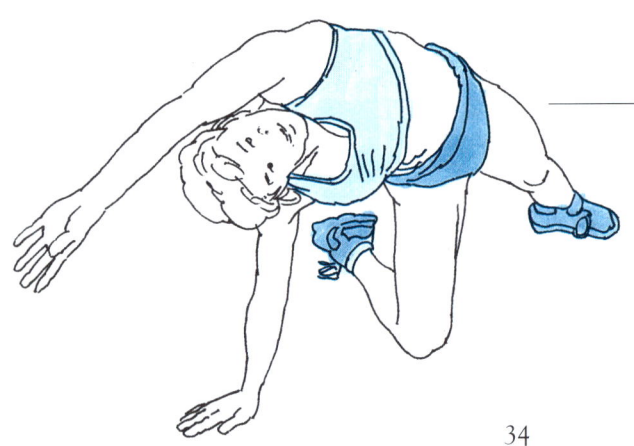

21. De rodillas, estirar hacia el lado la pierna izquierda, apoyándose en el brazo derecho. El brazo libre se estira por encima de la cabeza, prolongando el arco formado por el cuerpo. Mantener la postura 30 segundos.

ABDOMEN • CADERAS • CINTURA

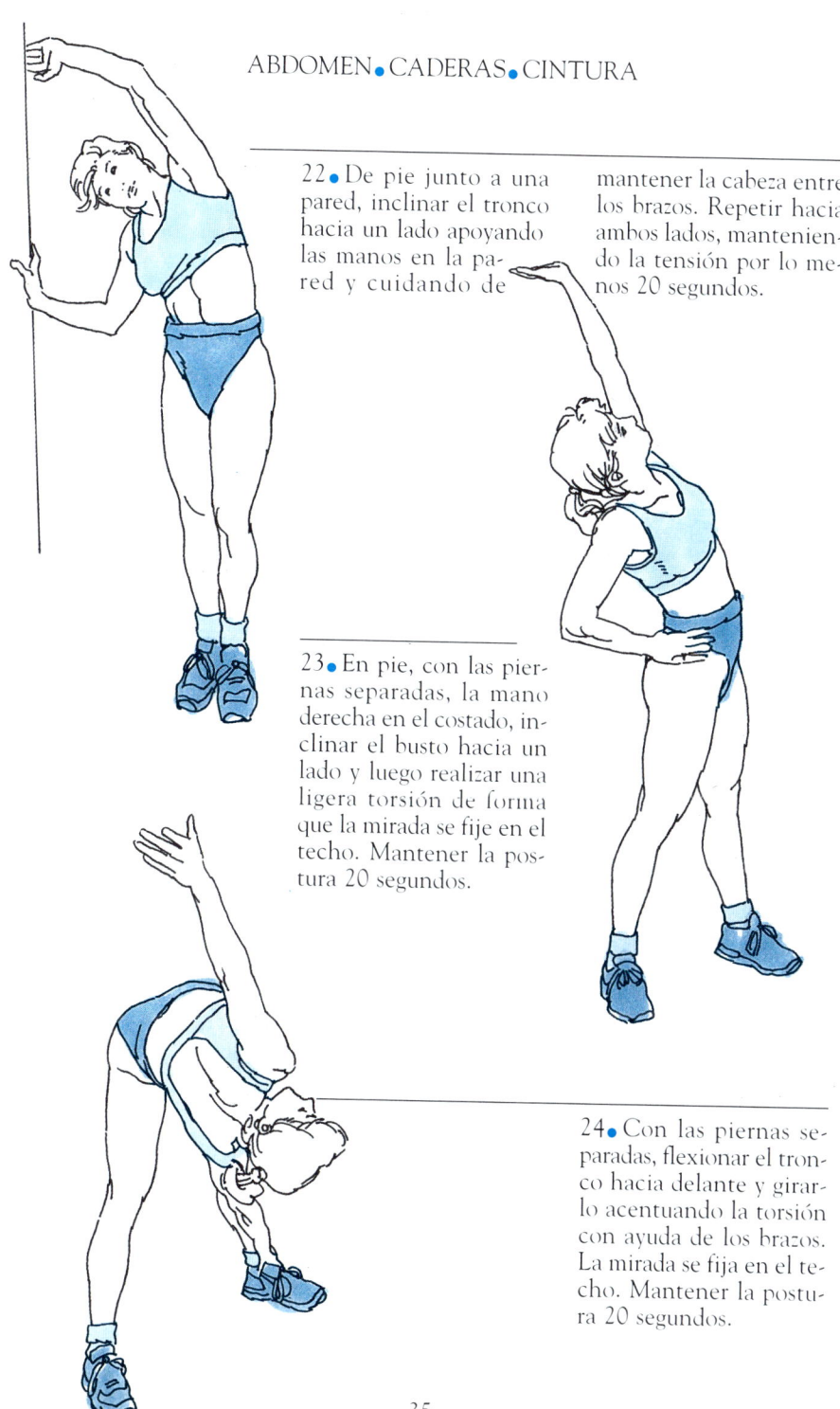

22. De pie junto a una pared, inclinar el tronco hacia un lado apoyando las manos en la pared y cuidando de mantener la cabeza entre los brazos. Repetir hacia ambos lados, manteniendo la tensión por lo menos 20 segundos.

23. En pie, con las piernas separadas, la mano derecha en el costado, inclinar el busto hacia un lado y luego realizar una ligera torsión de forma que la mirada se fije en el techo. Mantener la postura 20 segundos.

24. Con las piernas separadas, flexionar el tronco hacia delante y girarlo acentuando la torsión con ayuda de los brazos. La mirada se fija en el techo. Mantener la postura 20 segundos.

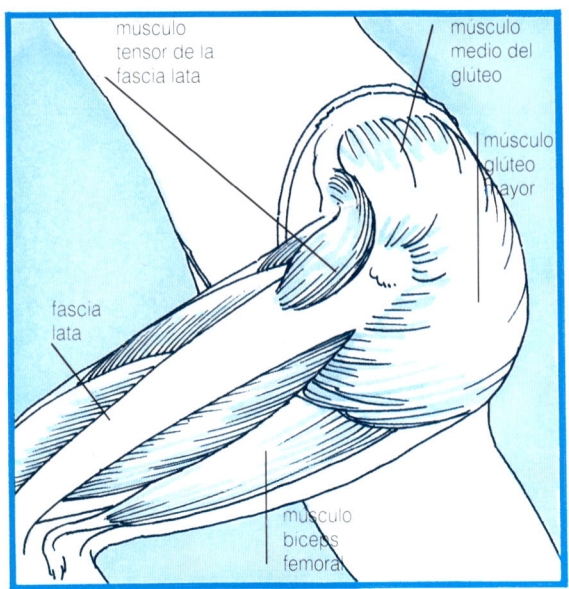

LA CARA EXTERNA DEL MUSLO

Muslos bien formados, ágiles, sin alteraciones y bien lisos: el sueño de toda mujer.
Finos, con buen tono, a ser posible muy largos, exigen un ejercicio continuo.
La cara exterior del muslo, a nivel muscular, está formada por el *glúteo menor*, el *tensor de la fascia lata* y, sobre todo, el músculo *vasto externo del cuádriceps*. Su acción implica tanto a la articulación de la cadera como a la de la rodilla. Los ejercicios de stretching que estimulan estos músculos requieren una concentración especial para aislar la tensión en el punto deseado.
Se trata, a nivel práctico, de desarrollar la capacidad de "sentir" la zona que se está entrenando, de entender la forma correcta de realizar el movimiento. La acción de los músculos del exterior del muslo consiste en levantar lateralmente la pierna y estirarla.

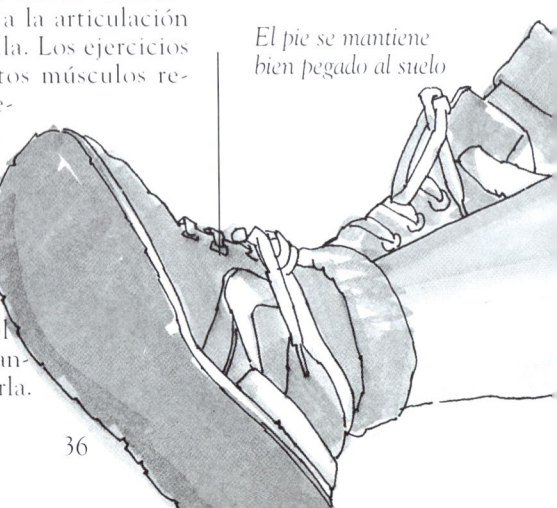

El codo empuja lateralmente la rodilla

El pie se mantiene bien pegado al suelo

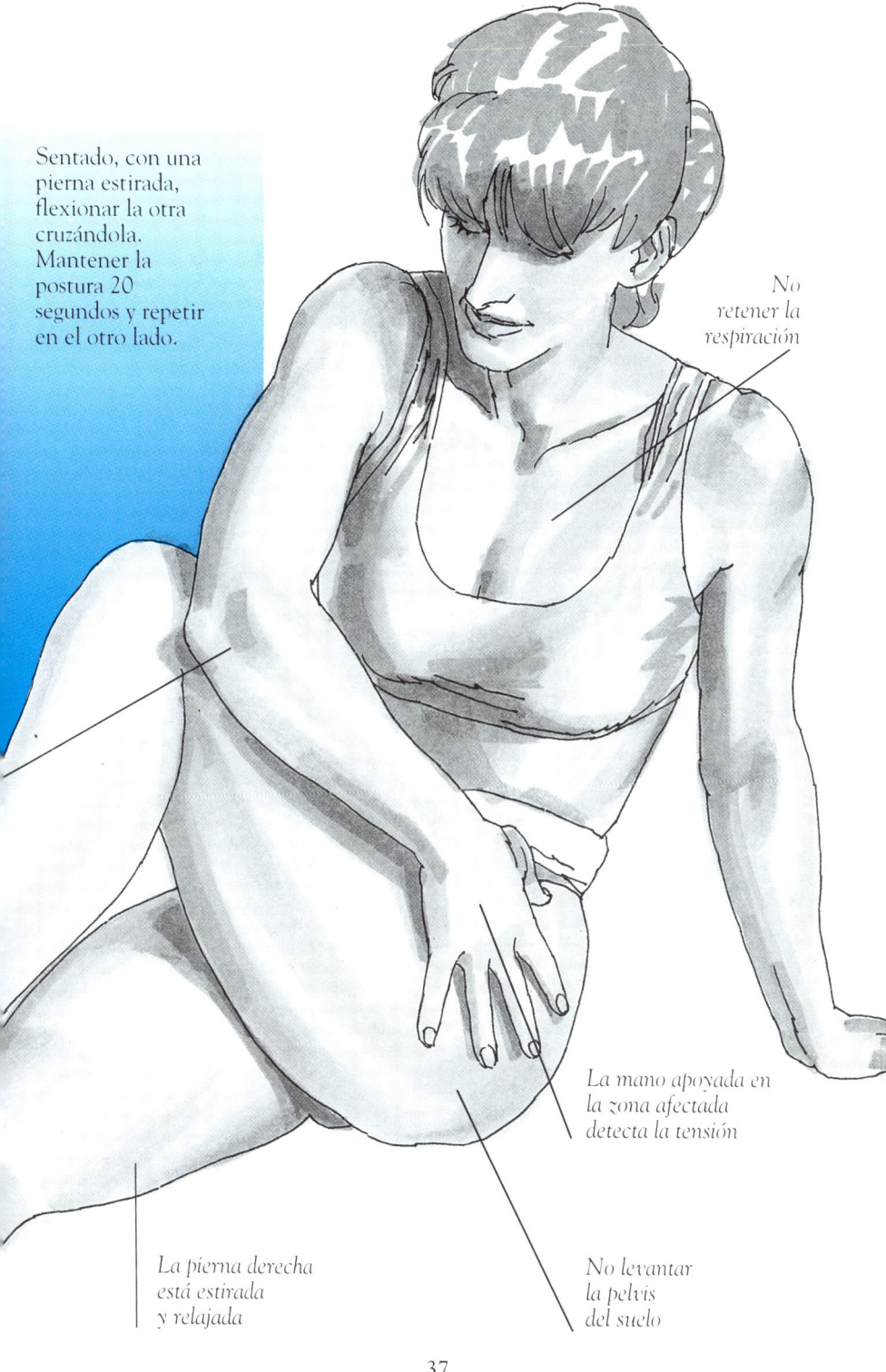

CARA EXTERNA DEL MUSLO

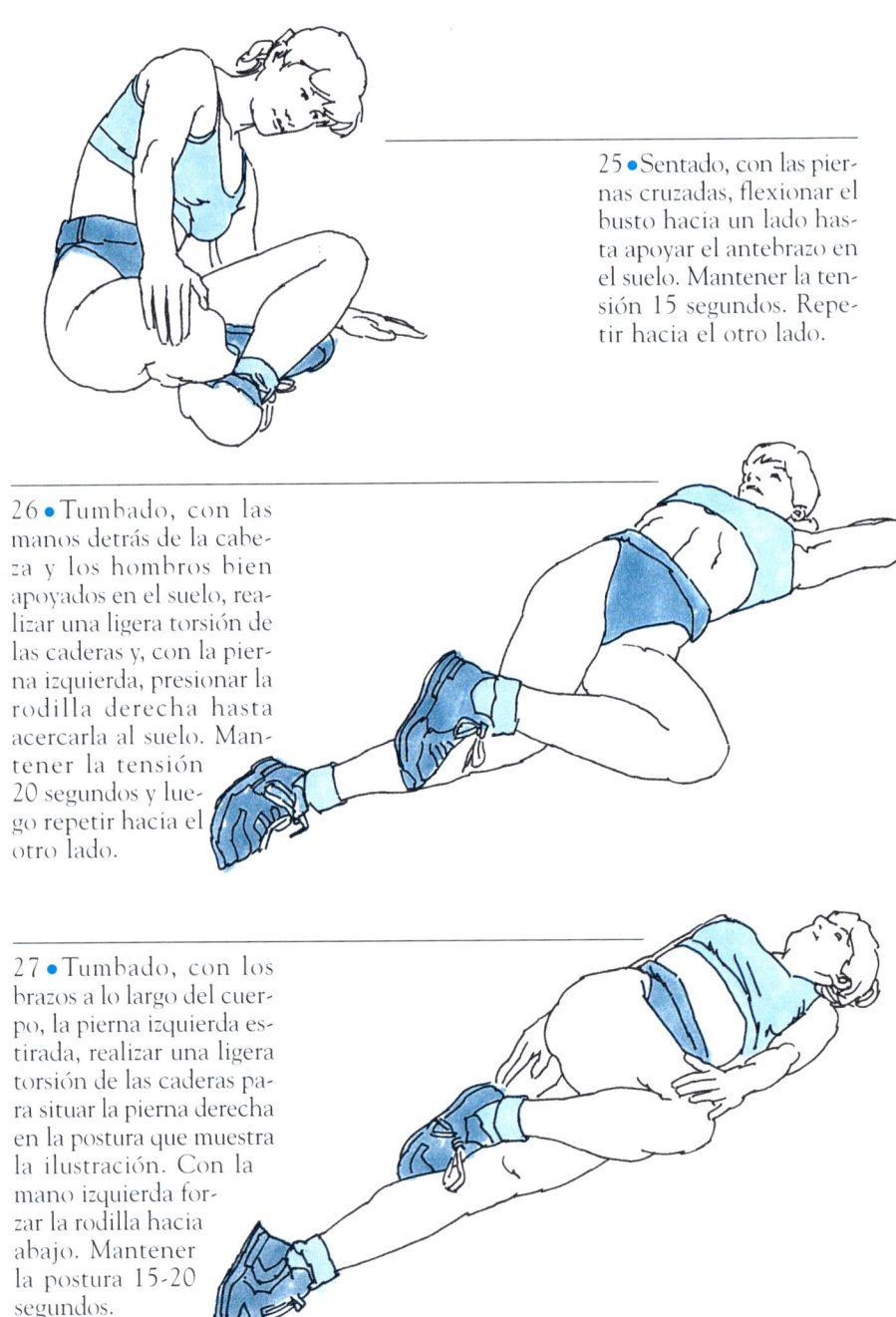

25 • Sentado, con las piernas cruzadas, flexionar el busto hacia un lado hasta apoyar el antebrazo en el suelo. Mantener la tensión 15 segundos. Repetir hacia el otro lado.

26 • Tumbado, con las manos detrás de la cabeza y los hombros bien apoyados en el suelo, realizar una ligera torsión de las caderas y, con la pierna izquierda, presionar la rodilla derecha hasta acercarla al suelo. Mantener la tensión 20 segundos y luego repetir hacia el otro lado.

27 • Tumbado, con los brazos a lo largo del cuerpo, la pierna izquierda estirada, realizar una ligera torsión de las caderas para situar la pierna derecha en la postura que muestra la ilustración. Con la mano izquierda forzar la rodilla hacia abajo. Mantener la postura 15-20 segundos.

CARA EXTERNA DEL MUSLO

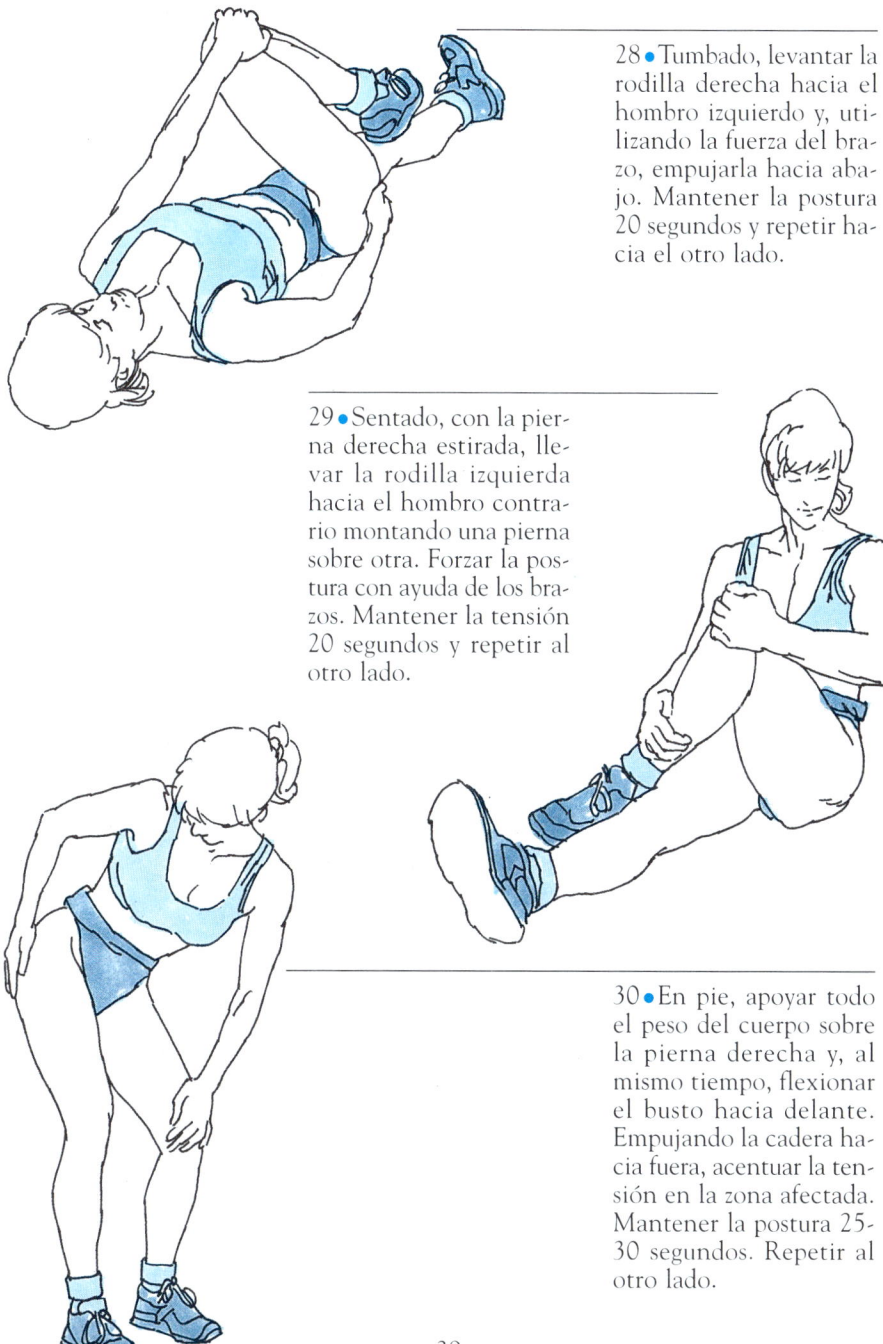

28 • Tumbado, levantar la rodilla derecha hacia el hombro izquierdo y, utilizando la fuerza del brazo, empujarla hacia abajo. Mantener la postura 20 segundos y repetir hacia el otro lado.

29 • Sentado, con la pierna derecha estirada, llevar la rodilla izquierda hacia el hombro contrario montando una pierna sobre otra. Forzar la postura con ayuda de los brazos. Mantener la tensión 20 segundos y repetir al otro lado.

30 • En pie, apoyar todo el peso del cuerpo sobre la pierna derecha y, al mismo tiempo, flexionar el busto hacia delante. Empujando la cadera hacia fuera, acentuar la tensión en la zona afectada. Mantener la postura 25-30 segundos. Repetir al otro lado.

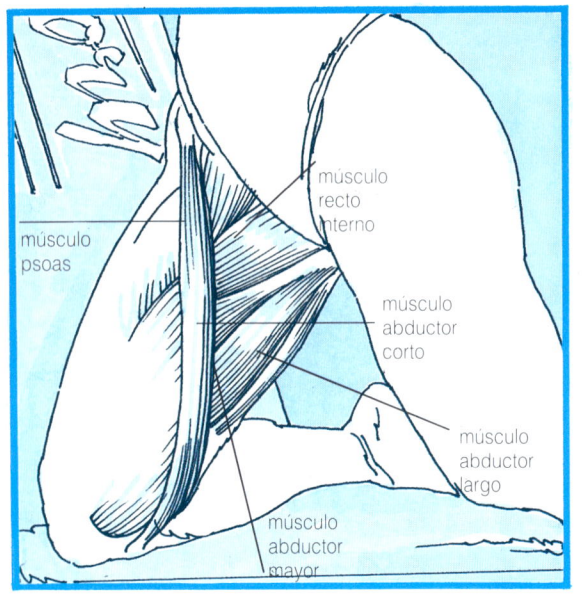

CARA INTERNA DEL MUSLO

La parte interna del muslo es una zona muy delicada, que presenta dos tipologías de problemas coexistentes: puede ser centro de antiestéticos depósitos de grasas o bien tener un aspecto excesivamente delgado y "vacío" desde el punto de vista muscular. En ambos casos, los ejercicios de stretching contribuyen a solucionar gran parte del problema.

Desde el punto de vista anatómico esta zona está constituida por el grupo de músculos *abductores* y por el *músculo sartorio*. Este último, fino y fusiforme, es el músculo más largo del cuerpo y nace en las crestas ilíacas de la pelvis para luego llegar más allá de la rodilla, en la parte interna de la pierna. Su función consiste en cruzar las piernas, postura que se consideraba típica de los sastres y de ahí su nombre, sartorio.

Los músculos abductores tienen la misión de acercar el muslo al centro del cuerpo y desempeñan un papel importante en el movimiento de levantarse desde una postura acuclillada.

Respirar lenta y suavemente

La espalda ha de mantenerse erguida

No levantar las rodillas durante el ejercicio

Tratar de acercar los pies a la pelvis todo lo posible

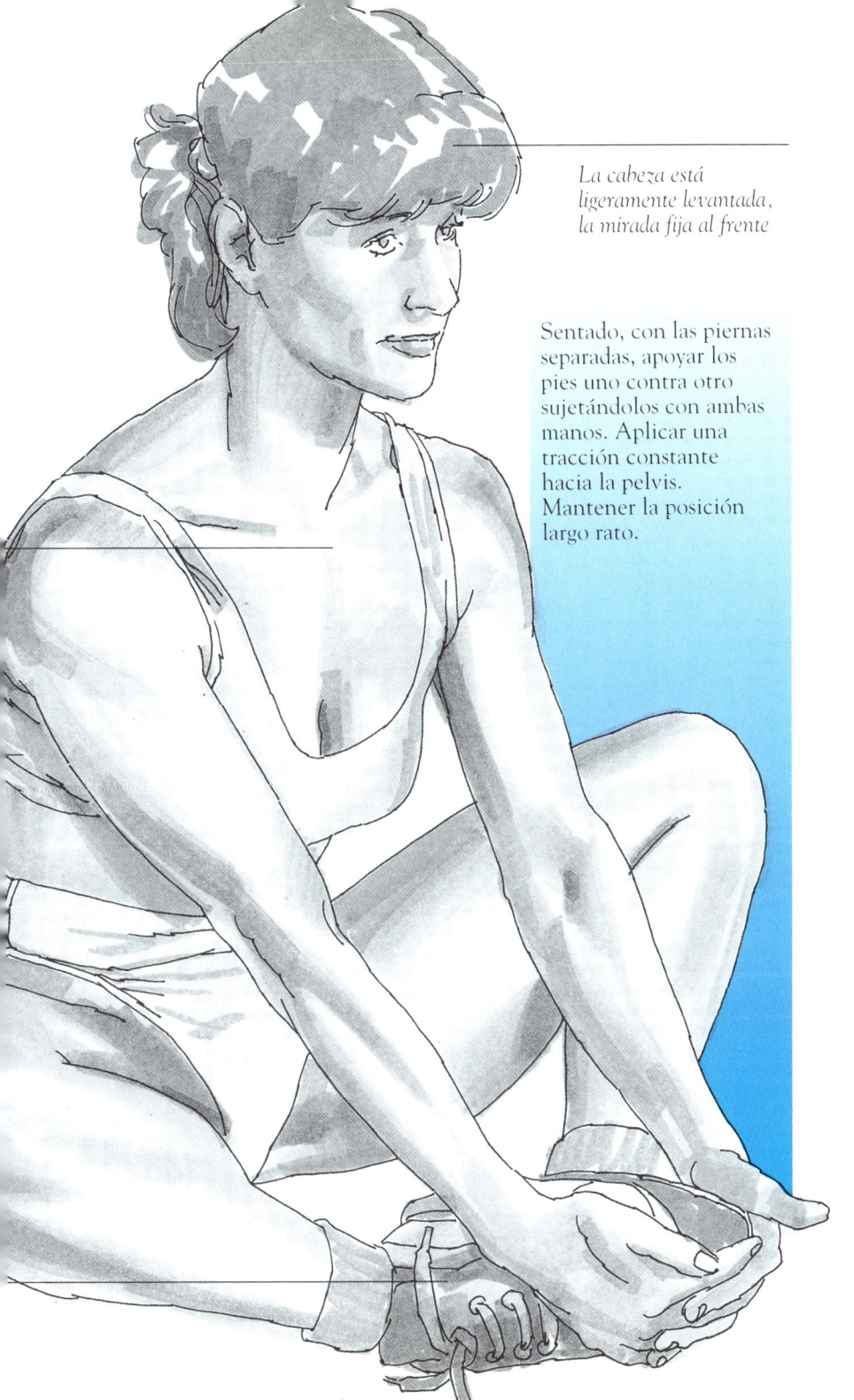

La cabeza está ligeramente levantada, la mirada fija al frente

Sentado, con las piernas separadas, apoyar los pies uno contra otro sujetándolos con ambas manos. Aplicar una tracción constante hacia la pelvis. Mantener la posición largo rato.

CARA INTERNA DEL MUSLO

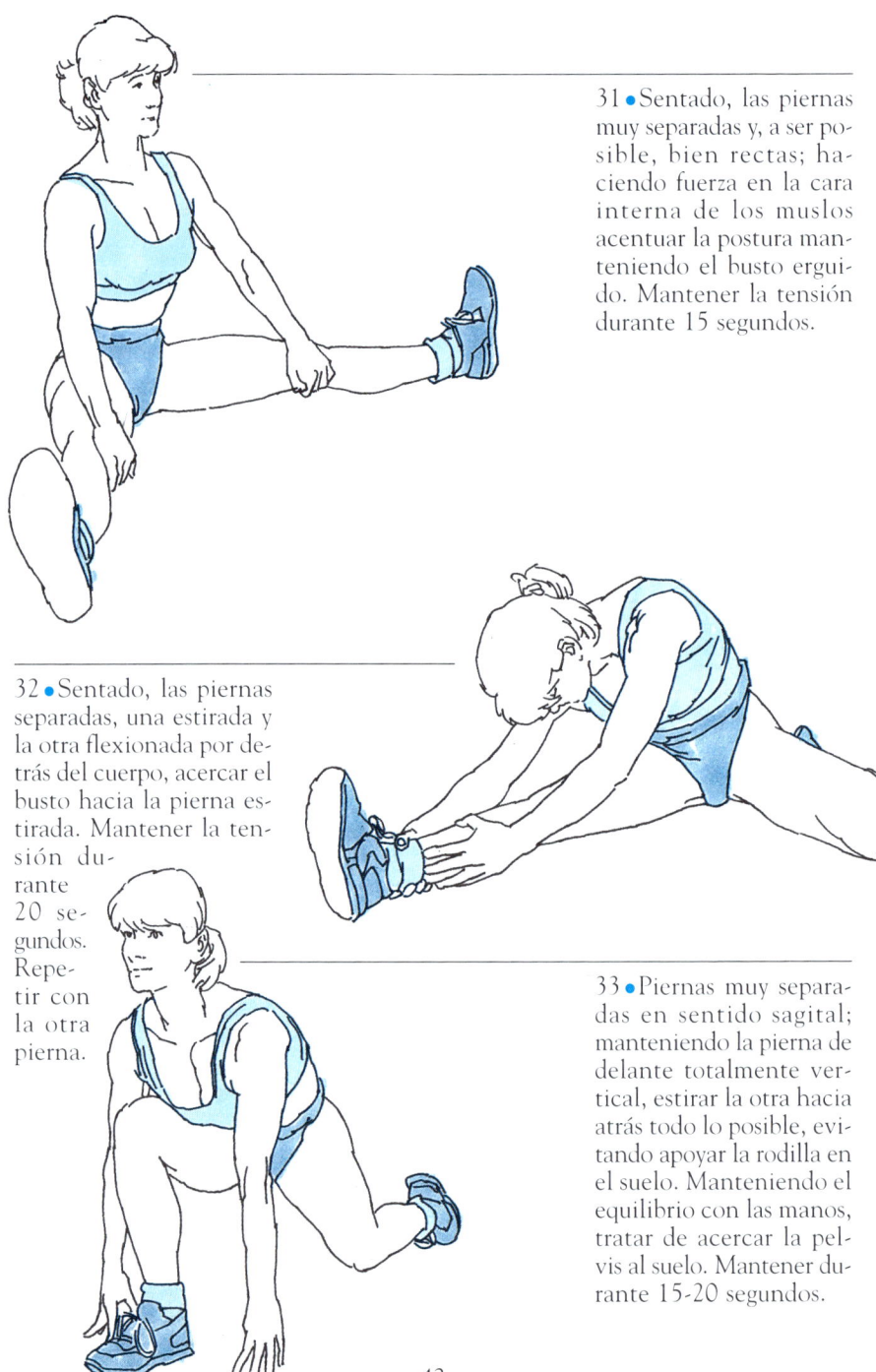

31 • Sentado, las piernas muy separadas y, a ser posible, bien rectas; haciendo fuerza en la cara interna de los muslos acentuar la postura manteniendo el busto erguido. Mantener la tensión durante 15 segundos.

32 • Sentado, las piernas separadas, una estirada y la otra flexionada por detrás del cuerpo, acercar el busto hacia la pierna estirada. Mantener la tensión durante 20 segundos. Repetir con la otra pierna.

33 • Piernas muy separadas en sentido sagital; manteniendo la pierna de delante totalmente vertical, estirar la otra hacia atrás todo lo posible, evitando apoyar la rodilla en el suelo. Manteniendo el equilibrio con las manos, tratar de acercar la pelvis al suelo. Mantener durante 15-20 segundos.

CARA INTERNA DEL MUSLO

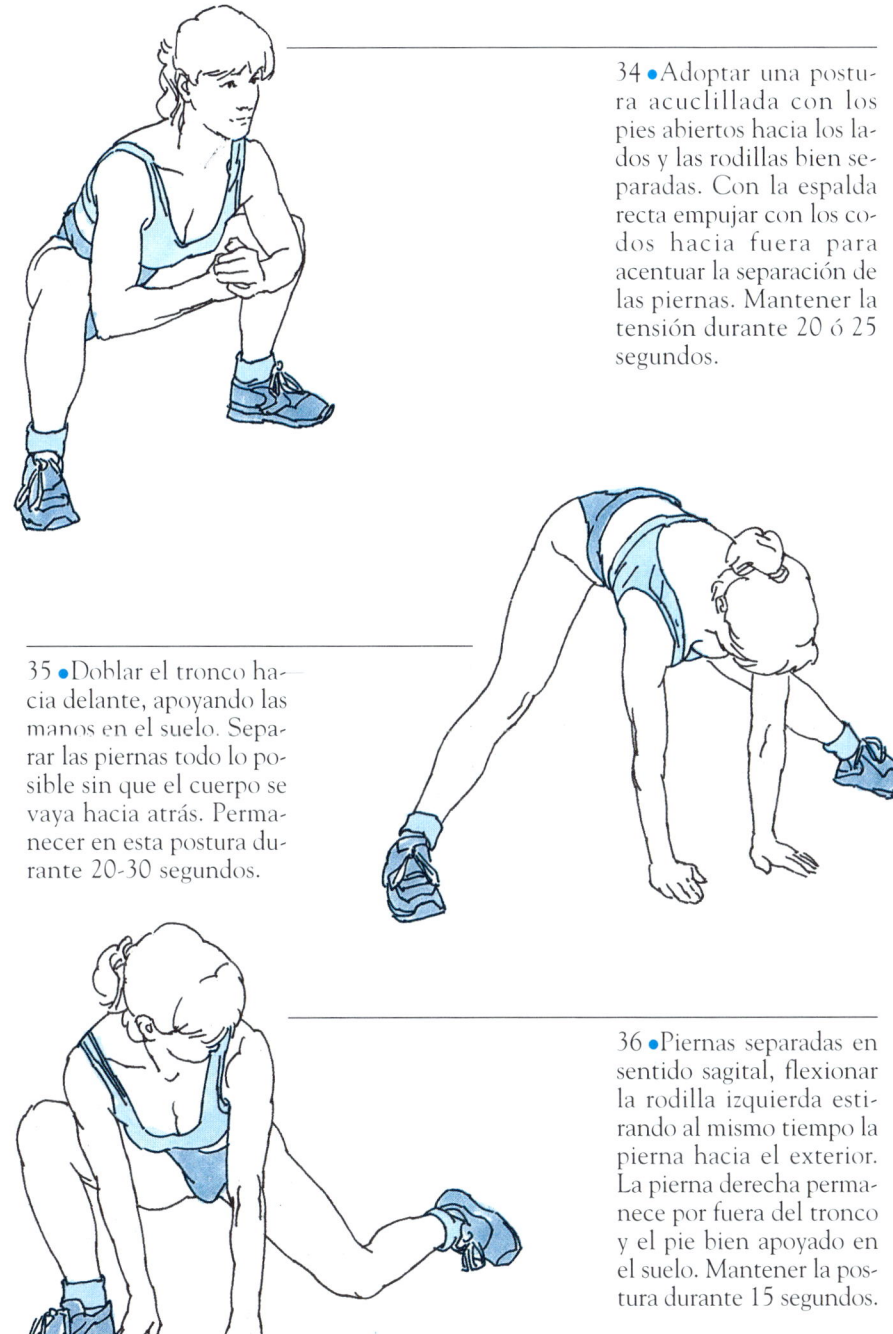

34 • Adoptar una postura acuclillada con los pies abiertos hacia los lados y las rodillas bien separadas. Con la espalda recta empujar con los codos hacia fuera para acentuar la separación de las piernas. Mantener la tensión durante 20 ó 25 segundos.

35 • Doblar el tronco hacia delante, apoyando las manos en el suelo. Separar las piernas todo lo posible sin que el cuerpo se vaya hacia atrás. Permanecer en esta postura durante 20-30 segundos.

36 • Piernas separadas en sentido sagital, flexionar la rodilla izquierda estirando al mismo tiempo la pierna hacia el exterior. La pierna derecha permanece por fuera del tronco y el pie bien apoyado en el suelo. Mantener la postura durante 15 segundos.

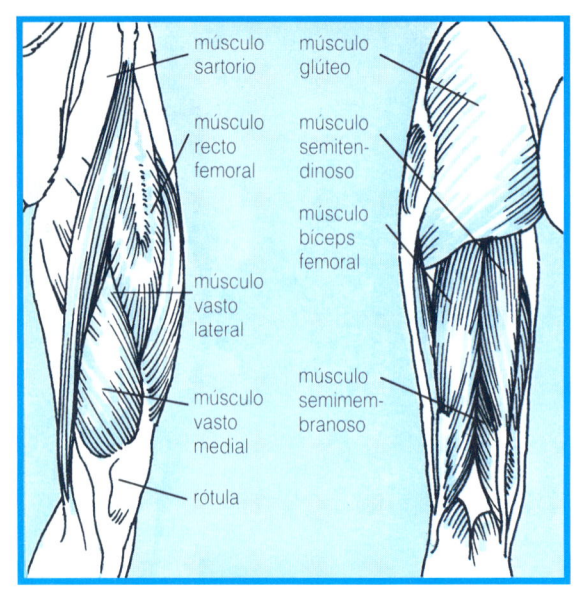

LA CARA ANTERIOR Y LA POSTERIOR DEL MUSLO

Piernas, piernas de todos los tipos y todas las formas, piernas nacidas para enloquecer a los hombres pero, sobre todo, para caminar, correr y subir escaleras. Actividades que cada vez se practican menos, provocando graves daños en el funcionamiento y la salud del cuerpo, con efectos negativos también a nivel estético. Un cuerpo hermoso y agradable es, ante todo, un cuerpo en perfecto funcionamiento. La parte anterior y posterior del muslo están formadas por músculos potentes y voluminosos que exigen un entrenamiento constante.

El músculo *cuádriceps* forma la parte delantera del muslo y actúa tanto en la articulación de la rodilla, estirando la pierna, como en la de la cadera, flexionando el muslo.

Acciones análogas, aunque contrarias, desempeñan los músculos flexores, el *bíceps femoral semimembranoso* y el *semitendinoso*, que constituyen la parte posterior del muslo. Estos músculos actúan estirando hacia atrás el muslo y flexionando la pierna.

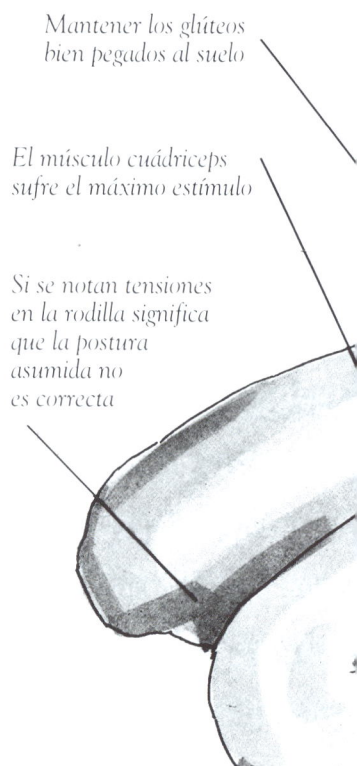

Mantener los glúteos bien pegados al suelo

El músculo cuádriceps sufre el máximo estímulo

Si se notan tensiones en la rodilla significa que la postura asumida no es correcta

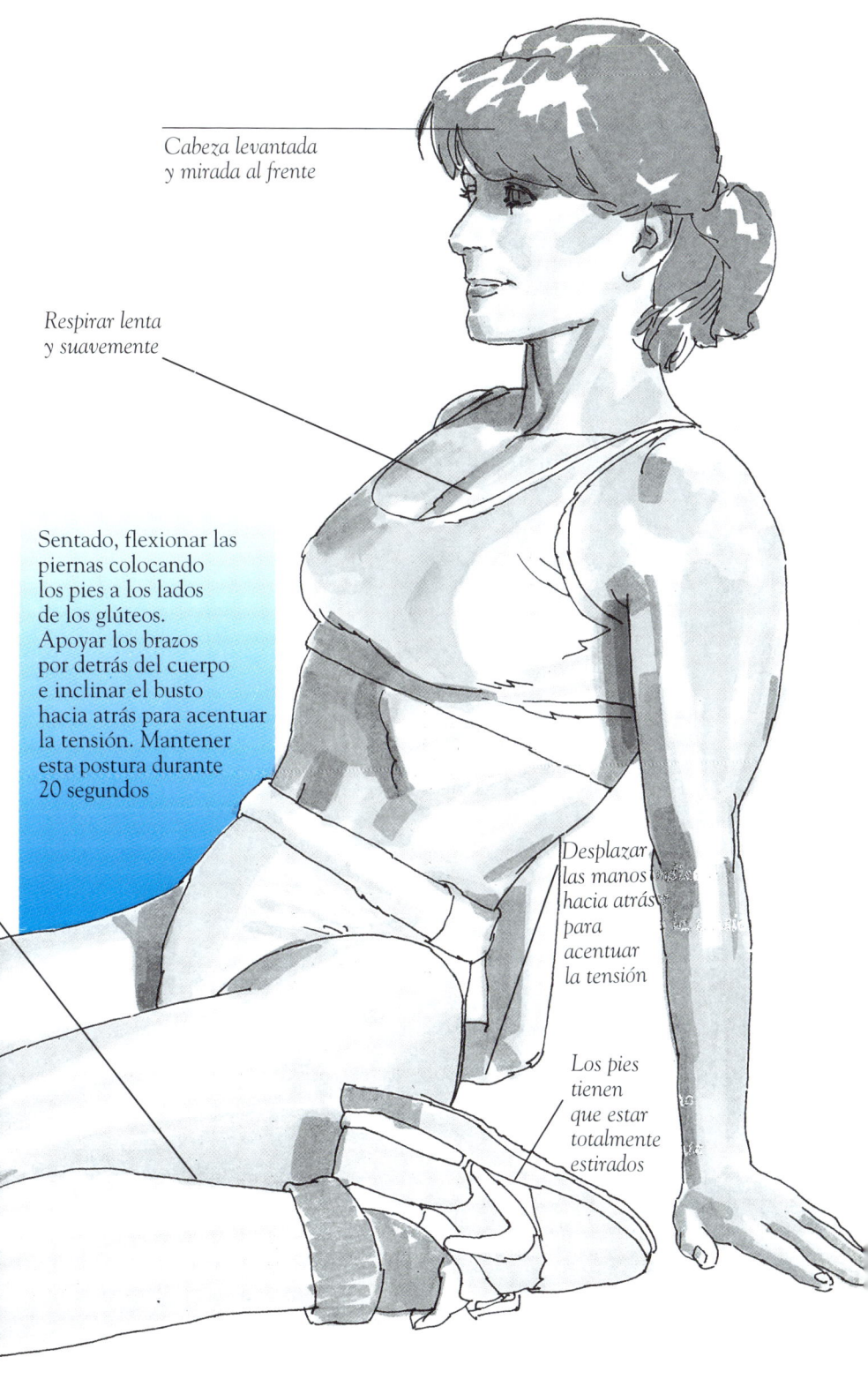

Cabeza levantada y mirada al frente

Respirar lenta y suavemente

Sentado, flexionar las piernas colocando los pies a los lados de los glúteos. Apoyar los brazos por detrás del cuerpo e inclinar el busto hacia atrás para acentuar la tensión. Mantener esta postura durante 20 segundos

Desplazar las manos hacia atrás para acentuar la tensión

Los pies tienen que estar totalmente estirados

ANTERIOR • POSTERIOR DEL MUSLO

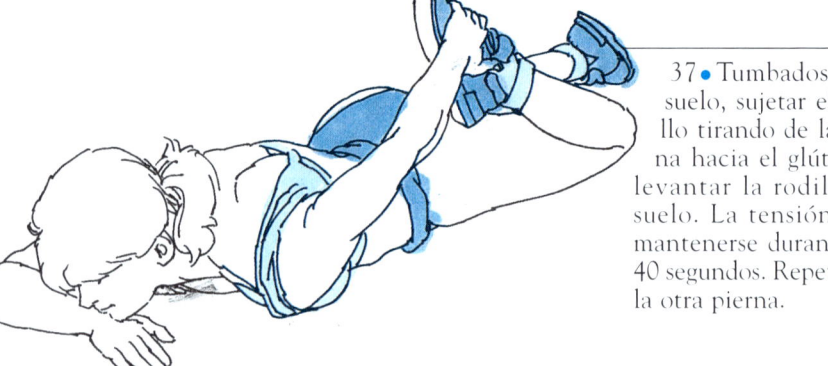

37• Tumbados en el suelo, sujetar el tobillo tirando de la pierna hacia el glúteo sin levantar la rodilla del suelo. La tensión debe mantenerse durante 30-40 segundos. Repetir con la otra pierna.

38• Tumbado de costado, sujetar el tobillo levantando ligeramente la pierna. En esta posición, forzar el pie hacia los glúteos sin llevar la rodilla hacia atrás. Mantener la tensión 20 segundos. Repetir hacia el otro lado.

39• Piernas separadas en sentido sagital, apoyar el peso del cuerpo sobre el pie adelantado hasta sentarse en el talón. La otra pierna se estira bien hacia atrás, con la rodilla apoyada en el suelo. La postura se debe mantener 20 segundos.

ANTERIOR • POSTERIOR DEL MUSLO

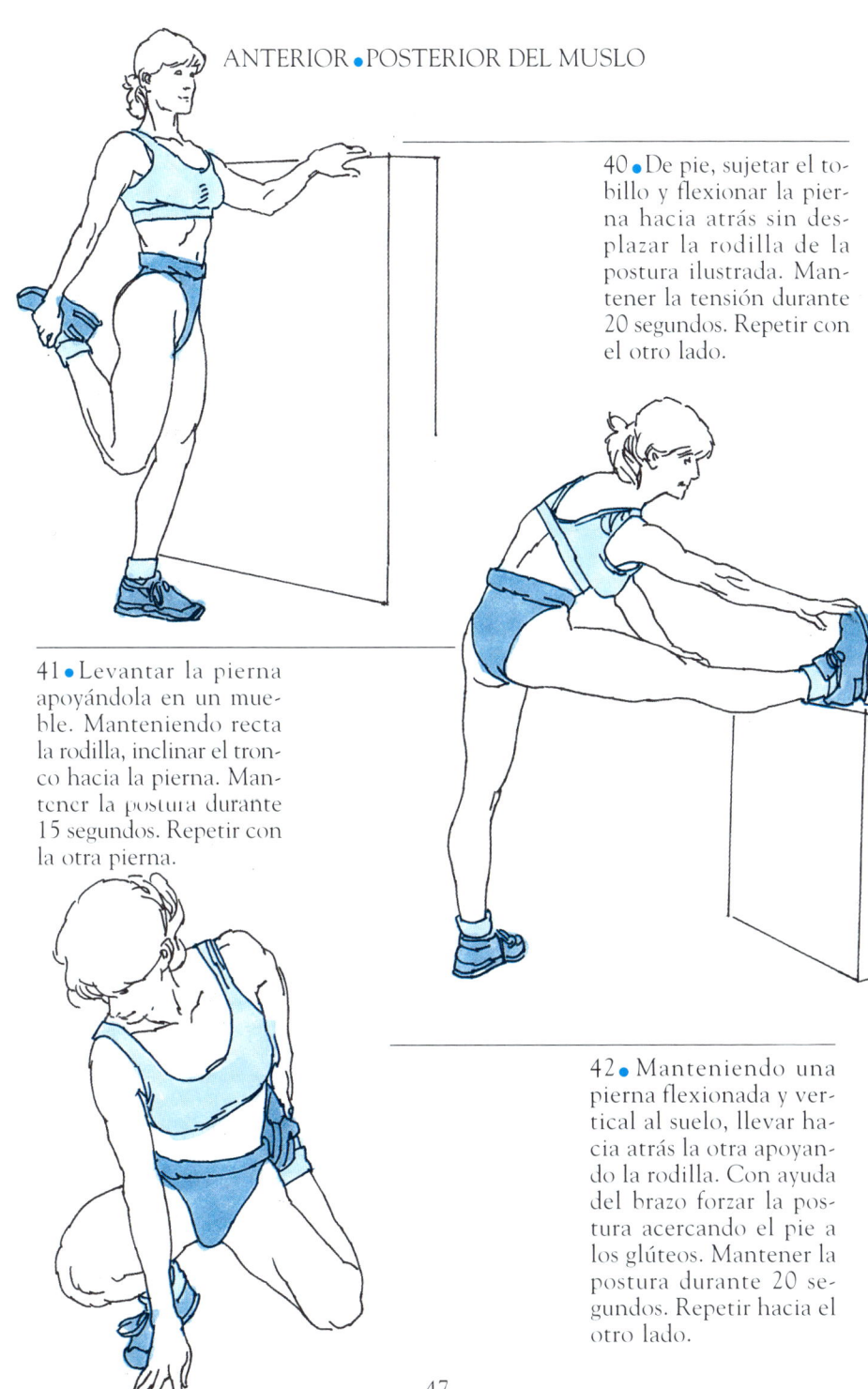

40. De pie, sujetar el tobillo y flexionar la pierna hacia atrás sin desplazar la rodilla de la postura ilustrada. Mantener la tensión durante 20 segundos. Repetir con el otro lado.

41. Levantar la pierna apoyándola en un mueble. Manteniendo recta la rodilla, inclinar el tronco hacia la pierna. Mantener la postura durante 15 segundos. Repetir con la otra pierna.

42. Manteniendo una pierna flexionada y vertical al suelo, llevar hacia atrás la otra apoyando la rodilla. Con ayuda del brazo forzar la postura acercando el pie a los glúteos. Mantener la postura durante 20 segundos. Repetir hacia el otro lado.

ANTERIOR • POSTERIOR DEL MUSLO

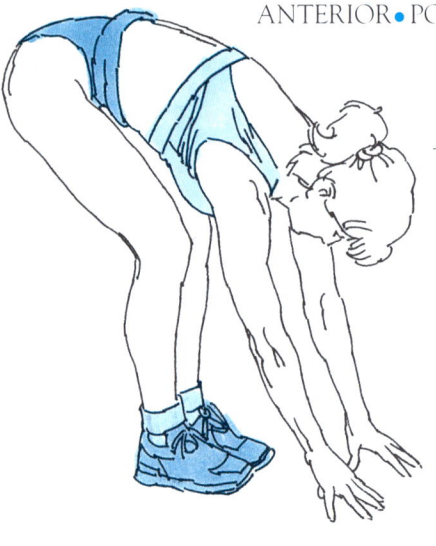

43• Flexionar el tronco hacia delante y apoyar las manos en el suelo. Las rodillas han de estar ligeramente flexionadas y la pelvis desplazada hacia atrás. Mantener la tensión durante 30 segundos.

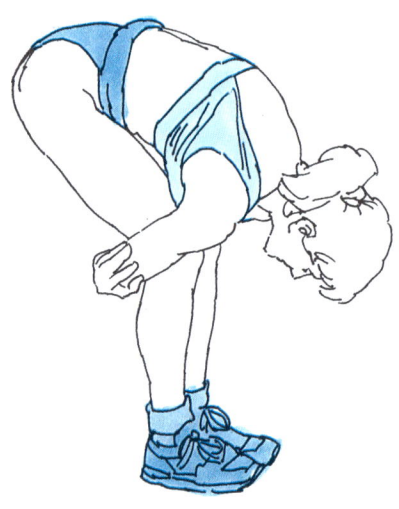

44• Tronco flexionado hacia delante, las rodillas ligeramente dobladas; acercar el tronco hacia los muslos abrazándolos. La postura se ha de mantener durante 30 segundos.

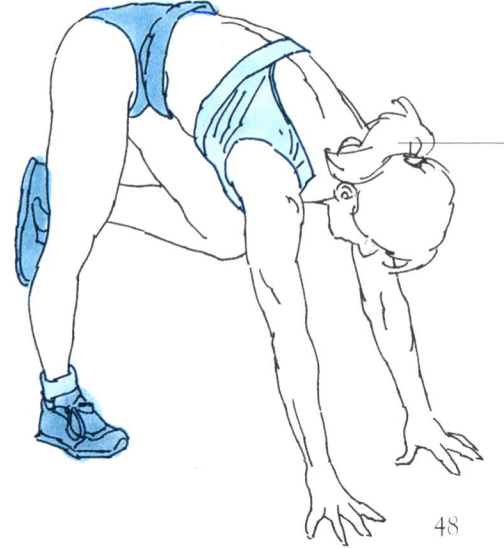

45• Apoyar las manos en el suelo, lejos de los pies hasta adoptar la postura indicada en la ilustración. Levantar entonces una pierna y apoyarla en la otra, que se mantiene bien recta. El ejercicio afecta también a las pantorrillas. Mantener la postura durante 20 segundos.

ANTERIOR • POSTERIOR DEL MUSLO

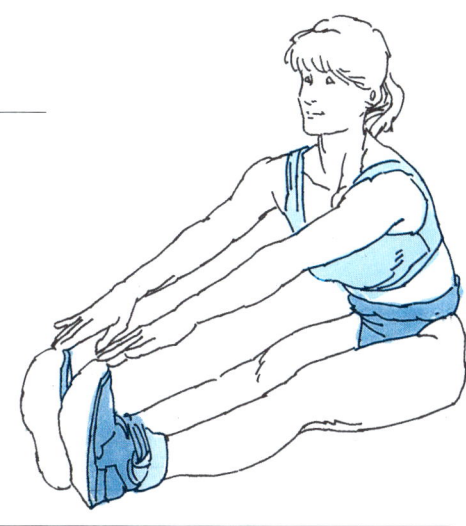

46• Sentado con las piernas estiradas y juntas, tocar las puntas de los pies flexionando el tronco hacia delante. La espalda debe mantenerse recta, en eje con la pelvis. Mantener la postura 20 segundos.

47• Sentado con la pierna derecha estirada y la otra flexionada apoyando el pie en el muslo. Flexionar el tronco hacia delante hasta tocar el pie con la mano izquierda. Mantener la postura durante 15 segundos.

48• Tumbado en el suelo, sujetar la pierna derecha y levantarla hacia el cuerpo, con la rodilla semiflexionada. No se deben levantar del suelo ni la otra pierna ni la pelvis. La tensión se debe mantener, como mínimo, 15 segundos.

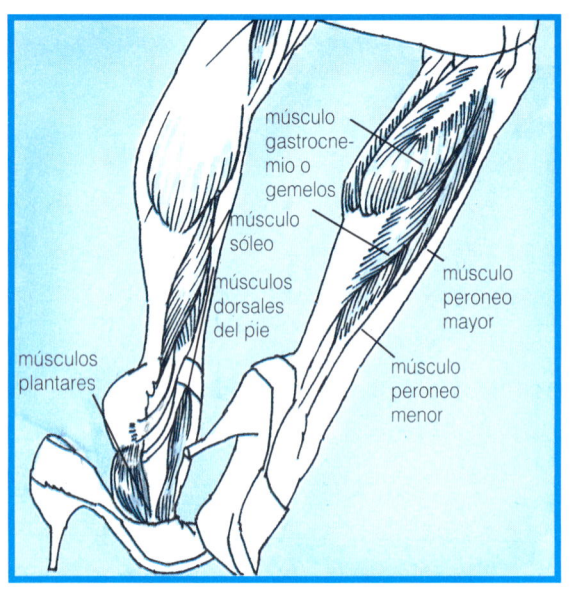

LAS PANTORRILLAS, LOS TOBILLOS Y EL PIE

Desde el tobillo fino, líneas curvas y suaves se abren hacia arriba para estrecharse de nuevo, como una flor, hacia la rodilla, con una forma bien definida. La pantorrilla, que da forma a la parte trasera de la pierna, dibuja sabiamente la parte más "visible" y evidente del cuerpo femenino. Este músculo carnoso que estira el pie nos permite correr, caminar y ponernos de puntillas. ¡La danza no existiría sin pantorrillas!.. Y sin embargo, las mujeres desdeñan con frecuencia su convexidad carnosa calificándola de excesiva y temiendo romper la línea de las piernas. El problema no es real, ya que en todo caso sería el tobillo, punto frecuente de estancamiento de líquidos o de depósito de grasas, el que afectaría a la línea de la pierna. El stretching puede ayudarnos también en este caso. La pantorrilla está formada por tres músculos: el *gastrocnemio* o *gemelos*, la parte más alta y carnosa, y el *sóleo*, que continúa el recorrido hasta el tobillo. Otros pequeños músculos contribuyen a la estabilidad y salud del pie.

Sentado, con una pierna estirada, levantar y flexionar la otra con la mano izquierda. Flexionar el dorso del pie hacia el cuerpo, manteniendo la tensión por lo menos 20 segundos. Repetir con la otra pierna.

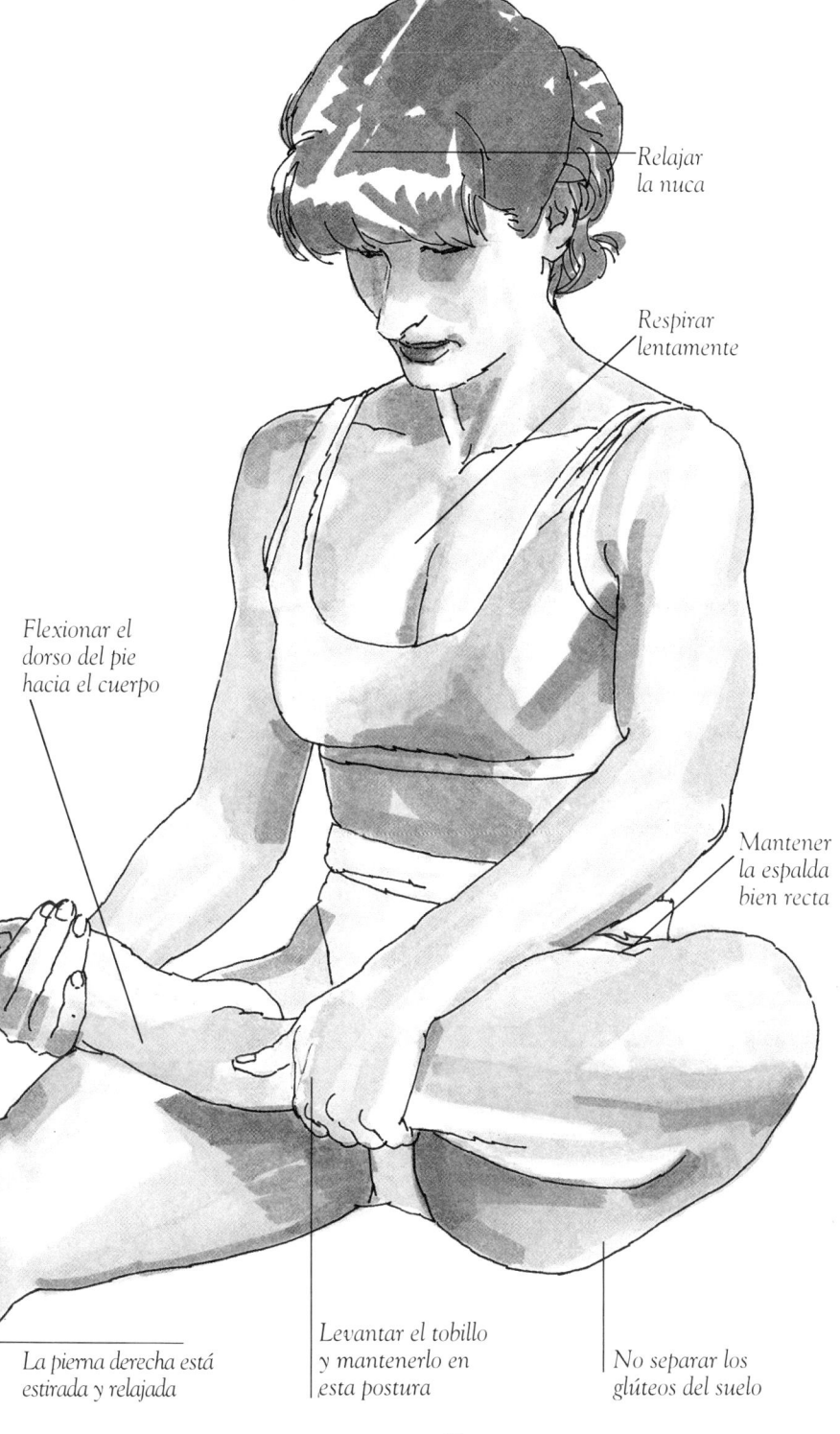

PANTORRILLAS • TOBILLOS • PIES

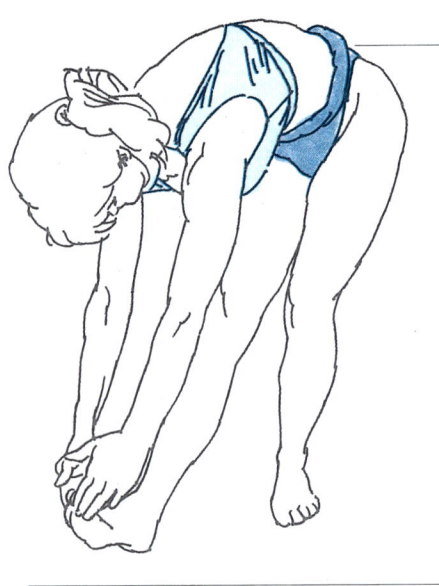

49• De pie, flexionar una rodilla estirando la otra pierna hacia el frente. Sujetar con ambas manos la punta del pie levantado y flexionar hacia el cuerpo. Mantener la postura 15-20 segundos. Repetir con la otra pierna.

50• Apoyar una rodilla en el suelo y echar el cuerpo hacia delante levantando el talón unos centímetros. Utilizando el peso del cuerpo intentar que el talón apoye de nuevo en el suelo sin desplazar el cuerpo hacia atrás. Mantener 30 segundos.

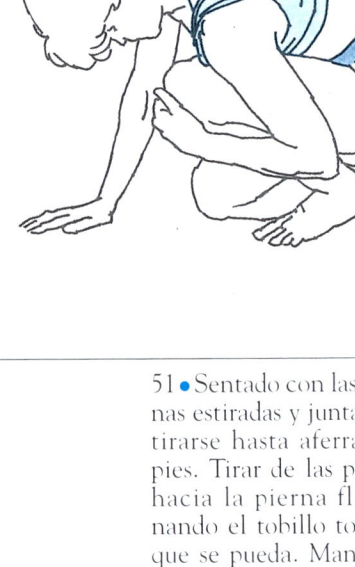

51• Sentado con las piernas estiradas y juntas, estirarse hasta aferrar los pies. Tirar de las puntas hacia la pierna flexionando el tobillo todo lo que se pueda. Mantener la postura 30 segundos.

PANTORRILLAS • TOBILLOS • PIES

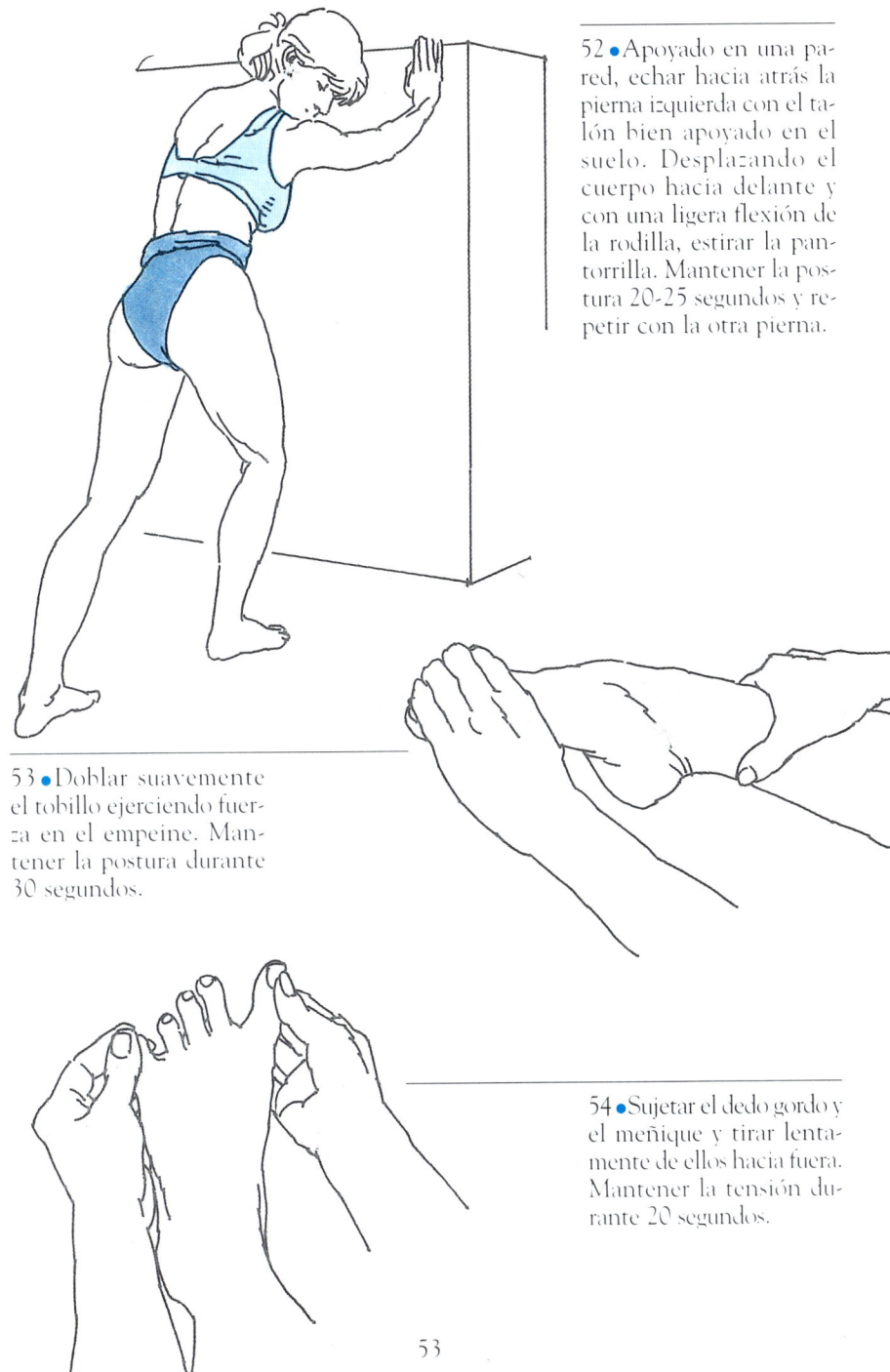

52 • Apoyado en una pared, echar hacia atrás la pierna izquierda con el talón bien apoyado en el suelo. Desplazando el cuerpo hacia delante y con una ligera flexión de la rodilla, estirar la pantorrilla. Mantener la postura 20-25 segundos y repetir con la otra pierna.

53 • Doblar suavemente el tobillo ejerciendo fuerza en el empeine. Mantener la postura durante 30 segundos.

54 • Sujetar el dedo gordo y el meñique y tirar lentamente de ellos hacia fuera. Mantener la tensión durante 20 segundos.

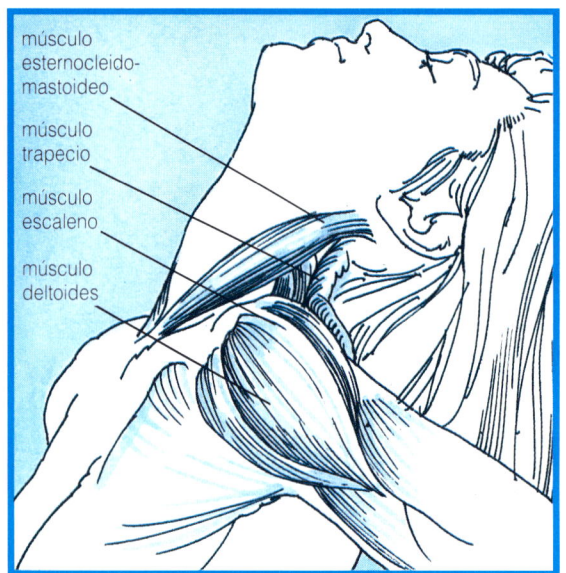

- músculo esternocleidomastoideo
- músculo trapecio
- músculo escaleno
- músculo deltoides

La nuca está totalmente relajada

Mantener la espalda bien recta, sin curvarla

EL CUELLO Y LOS HOMBROS

Haces musculares delicados y complejos son los que se encargan de sujetar, flexionar, doblar y levantar la cabeza.

En la nuca, en la parte trasera, nace el *músculo trapecio*, que desciende a lo largo de gran parte de la espalda y es punto frecuente de tensiones y rigideces dolorosas debidas al estrés.

En los laterales, los músculos *esternocleidomastoideos*, que tienen el aspecto de dos delicadas columnas, se encargan de flexionar y girar la cabeza a un lado y otro.

Los hombros, cuya articulación es muy delicada porque carece de ligamentos sólidos, están recubiertos por el músculo *deltoides*, de forma triangular, que levanta el brazo en todas las direcciones posibles y garantiza la estabilidad de la articulación.

Desde el punto de vista estético, unos hombros bien desarrollados confieren ese aspecto atlético tan apreciado hoy día tanto en hombres como en mujeres.

Estirar los brazos hacia atrás para acentuar la tensión de los músculos de los hombros

Las manos están bien apoyadas en el suelo y mirando hacia atrás

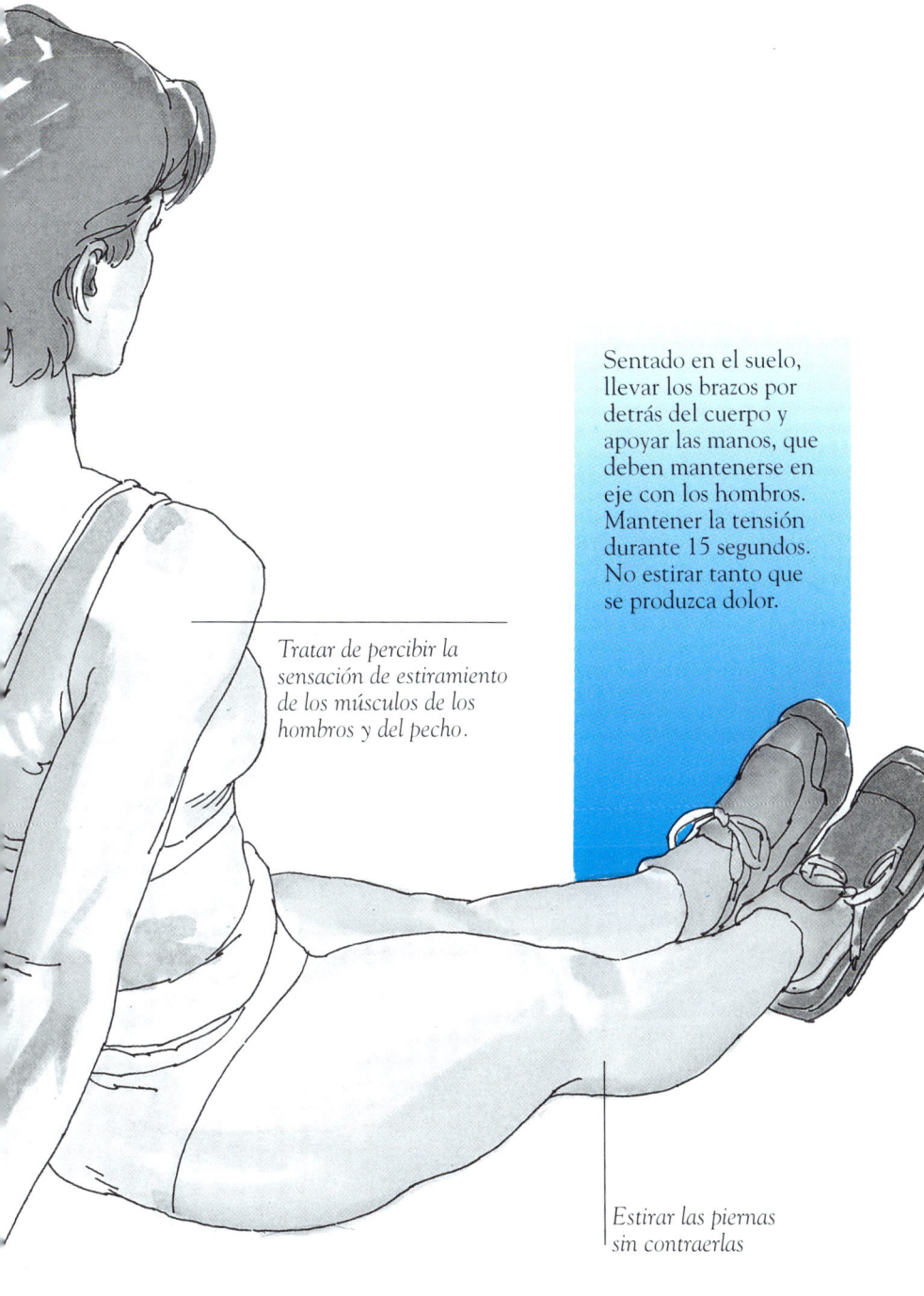

Sentado en el suelo, llevar los brazos por detrás del cuerpo y apoyar las manos, que deben mantenerse en eje con los hombros. Mantener la tensión durante 15 segundos. No estirar tanto que se produzca dolor.

Tratar de percibir la sensación de estiramiento de los músculos de los hombros y del pecho.

Estirar las piernas sin contraerlas

CUELLO • HOMBROS

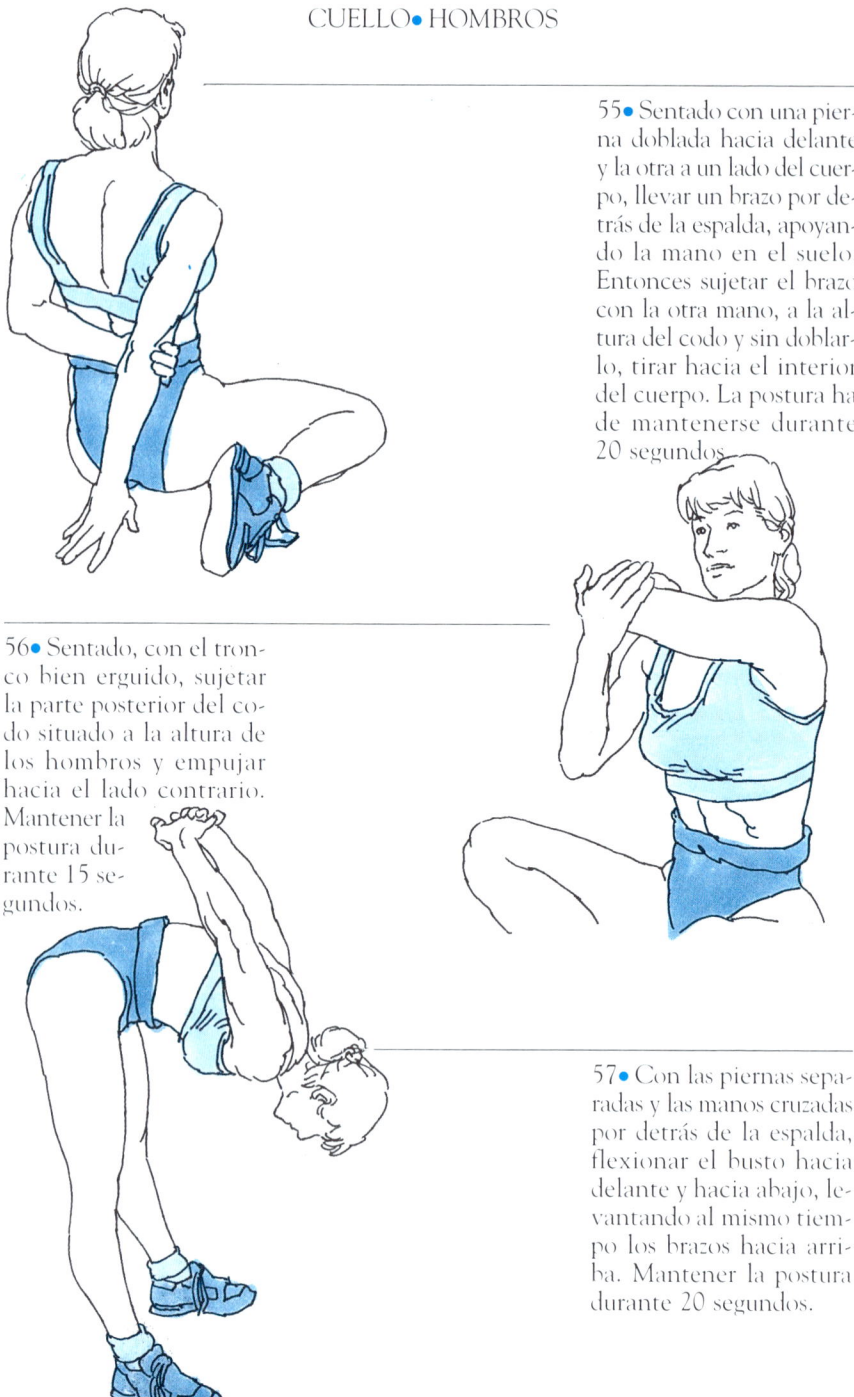

55• Sentado con una pierna doblada hacia delante y la otra a un lado del cuerpo, llevar un brazo por detrás de la espalda, apoyando la mano en el suelo. Entonces sujetar el brazo con la otra mano, a la altura del codo y sin doblarlo, tirar hacia el interior del cuerpo. La postura ha de mantenerse durante 20 segundos.

56• Sentado, con el tronco bien erguido, sujetar la parte posterior del codo situado a la altura de los hombros y empujar hacia el lado contrario. Mantener la postura durante 15 segundos.

57• Con las piernas separadas y las manos cruzadas por detrás de la espalda, flexionar el busto hacia delante y hacia abajo, levantando al mismo tiempo los brazos hacia arriba. Mantener la postura durante 20 segundos.

CUELLO • HOMBROS

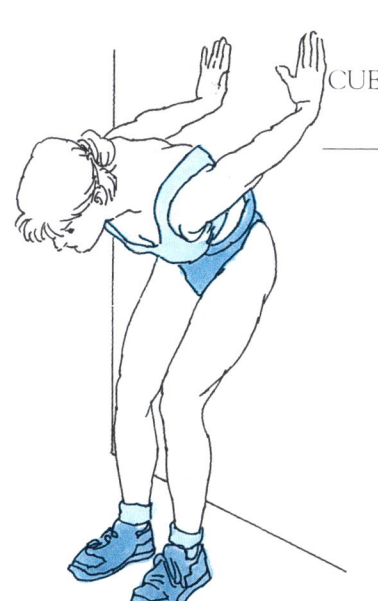

58• Apoyar el dorso de las manos en la pared situada detrás del cuerpo. El tronco se pliega ligeramente hacia delante y las rodillas se flexionan. Flexionando un poco más se logrará una tensión cada vez mayor. Mantener la postura durante 25 segundos.

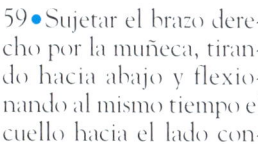

59• Sujetar el brazo derecho por la muñeca, tirando hacia abajo y flexionando al mismo tiempo el cuello hacia el lado contrario. Mantener durante 15 segundos y repetir hacia el otro lado.

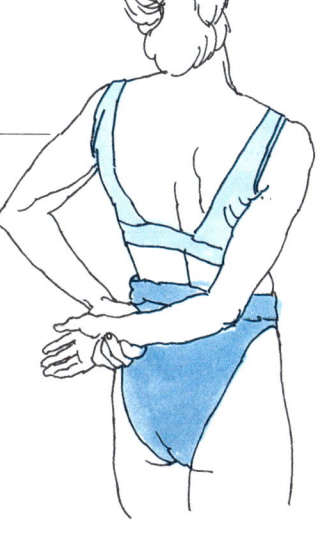

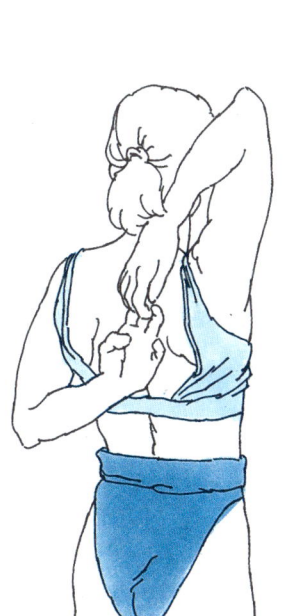

60• Llevar el brazo izquierdo por detrás de la espalda con la palma hacia arriba, levantando el derecho y doblándolo en la postura indicada en la ilustración. Aplicar tracción hacia arriba del brazo izquierdo. Mantener la postura durante 15 segundos.

CUELLO • HOMBROS

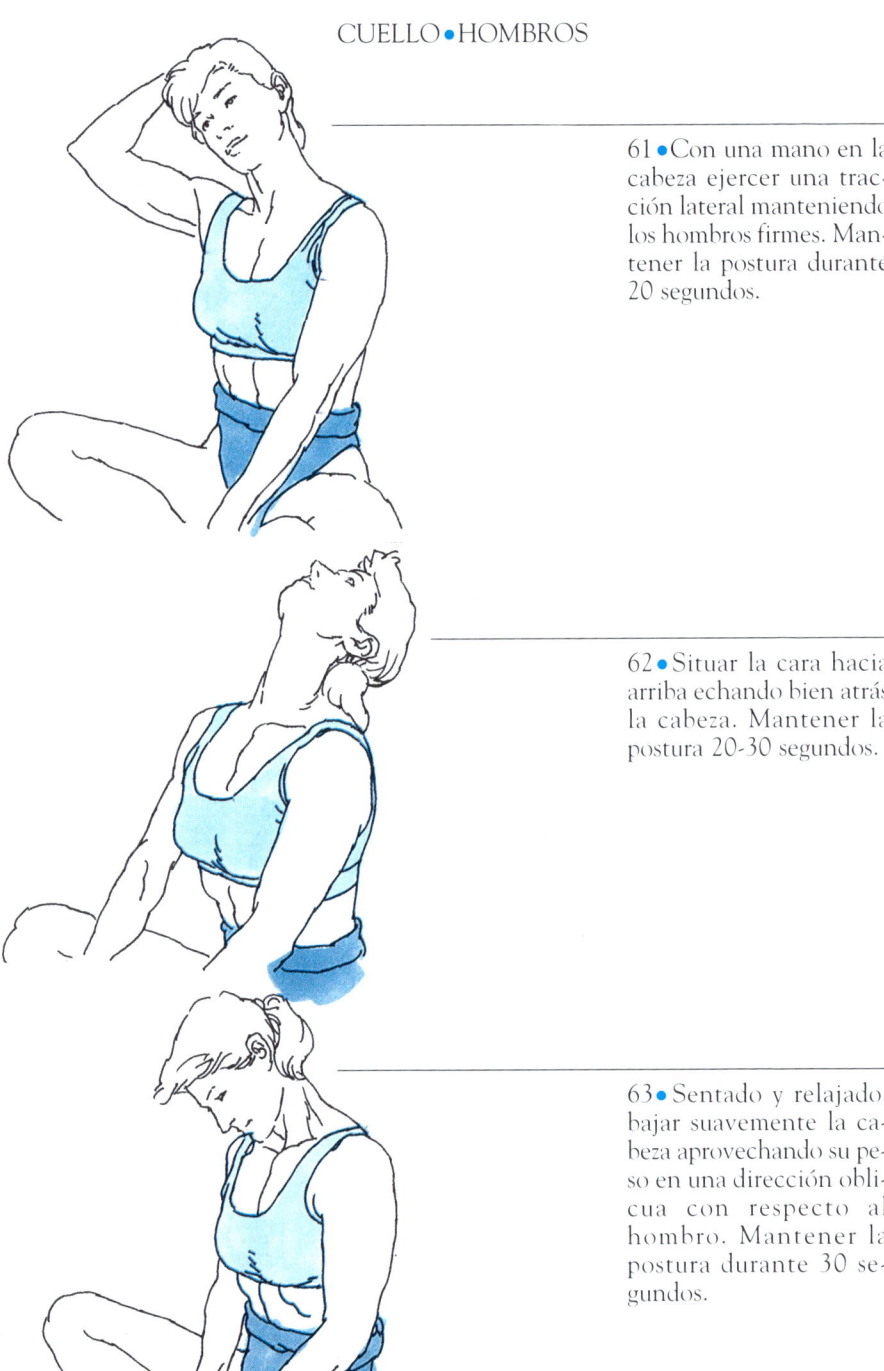

61 • Con una mano en la cabeza ejercer una tracción lateral manteniendo los hombros firmes. Mantener la postura durante 20 segundos.

62 • Situar la cara hacia arriba echando bien atrás la cabeza. Mantener la postura 20-30 segundos.

63 • Sentado y relajado, bajar suavemente la cabeza aprovechando su peso en una dirección oblicua con respecto al hombro. Mantener la postura durante 30 segundos.

CUELLO • HOMBROS

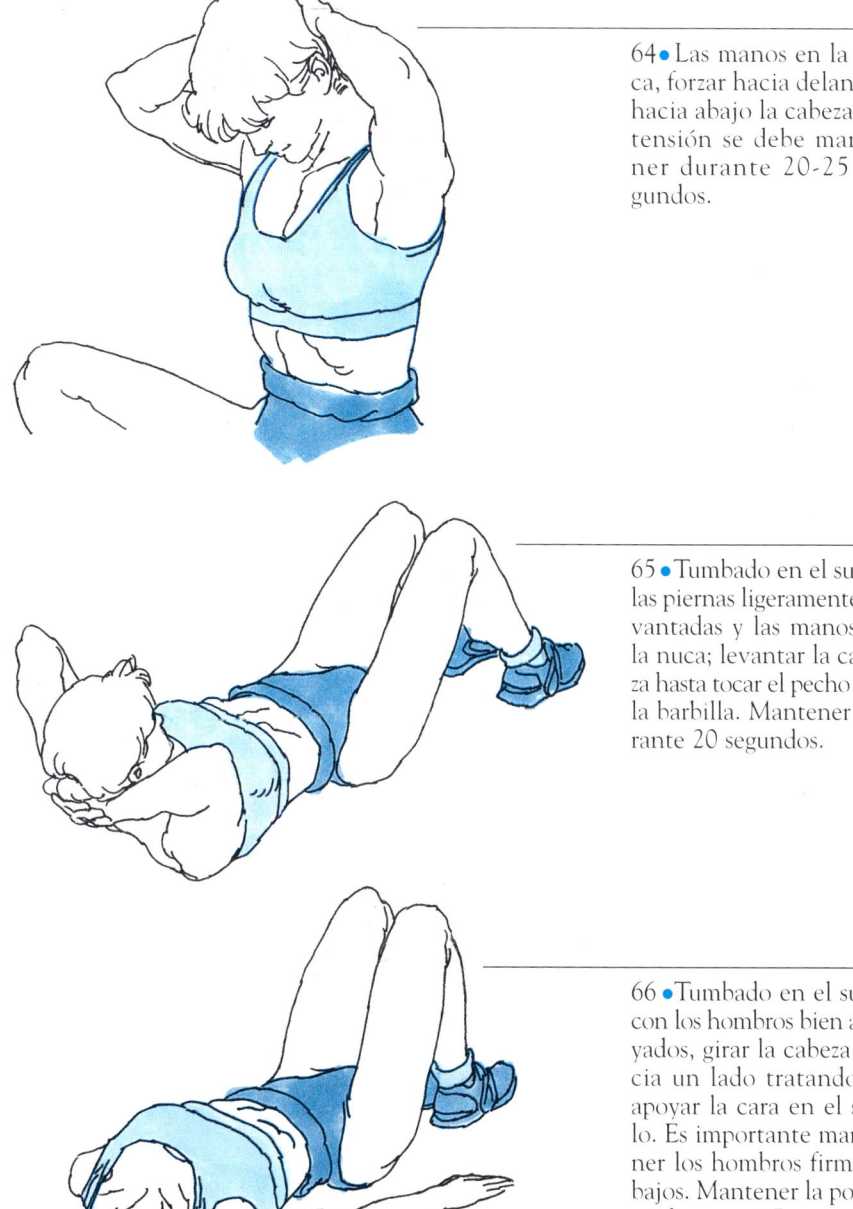

64• Las manos en la nuca, forzar hacia delante y hacia abajo la cabeza. La tensión se debe mantener durante 20-25 segundos.

65• Tumbado en el suelo, las piernas ligeramente levantadas y las manos en la nuca; levantar la cabeza hasta tocar el pecho con la barbilla. Mantener durante 20 segundos.

66• Tumbado en el suelo con los hombros bien apoyados, girar la cabeza hacia un lado tratando de apoyar la cara en el suelo. Es importante mantener los hombros firmes y bajos. Mantener la postura durante 15 segundos hacia cada lado.

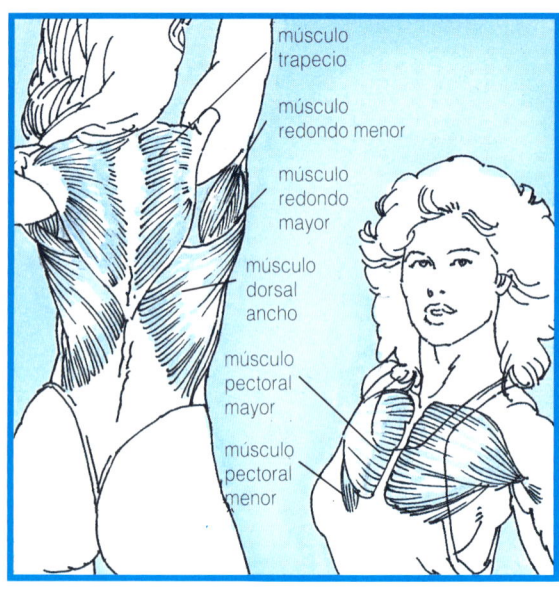
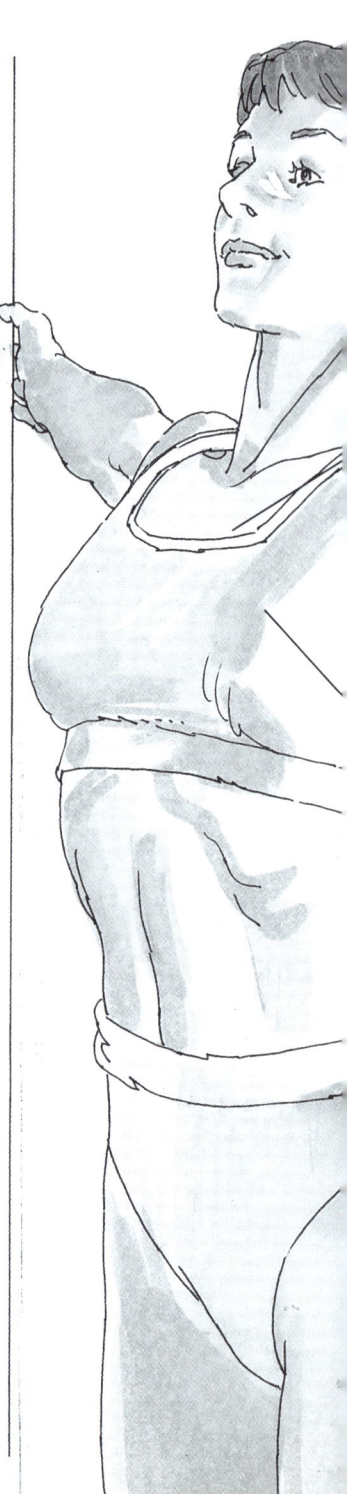

EL PECHO Y LA ESPALDA

En la articulación del hombro actúan muchos grupos musculares importantes, entre los que figuran el *pectoral mayor* y el *dorsal ancho*.
El primero se encarga de llenar la parte superior del tórax y su misión consiste en acercar los brazos al centro del cuerpo. Tiene además la importante misión de mantener el pecho correctamente. El dorsal ancho y otros músculos más pequeños de la parte superior de la espalda llevan hacia atrás y hacia abajo los brazos, como, por ejemplo, en el movimiento de levantarse colgados de una barra o de trepar. Es esencial que estos grupos musculares que actúan a nivel del hombro en "antagonismo", es decir, con funciones contrarias, se mantengan en condiciones de fuerza y flexibilidad. Un tono excesivo de, por ejemplo, el músculo pectoral al que se correspondiera una falta de tono de los músculos de la espalda, haría que los hombros se cargaran hacia delante, provocando problemas no sólo estéticos, sino también funcionales, como, por ejemplo, una respiración dificultosa o, a más largo plazo, fenómenos de degeneración de la columna vertebral.

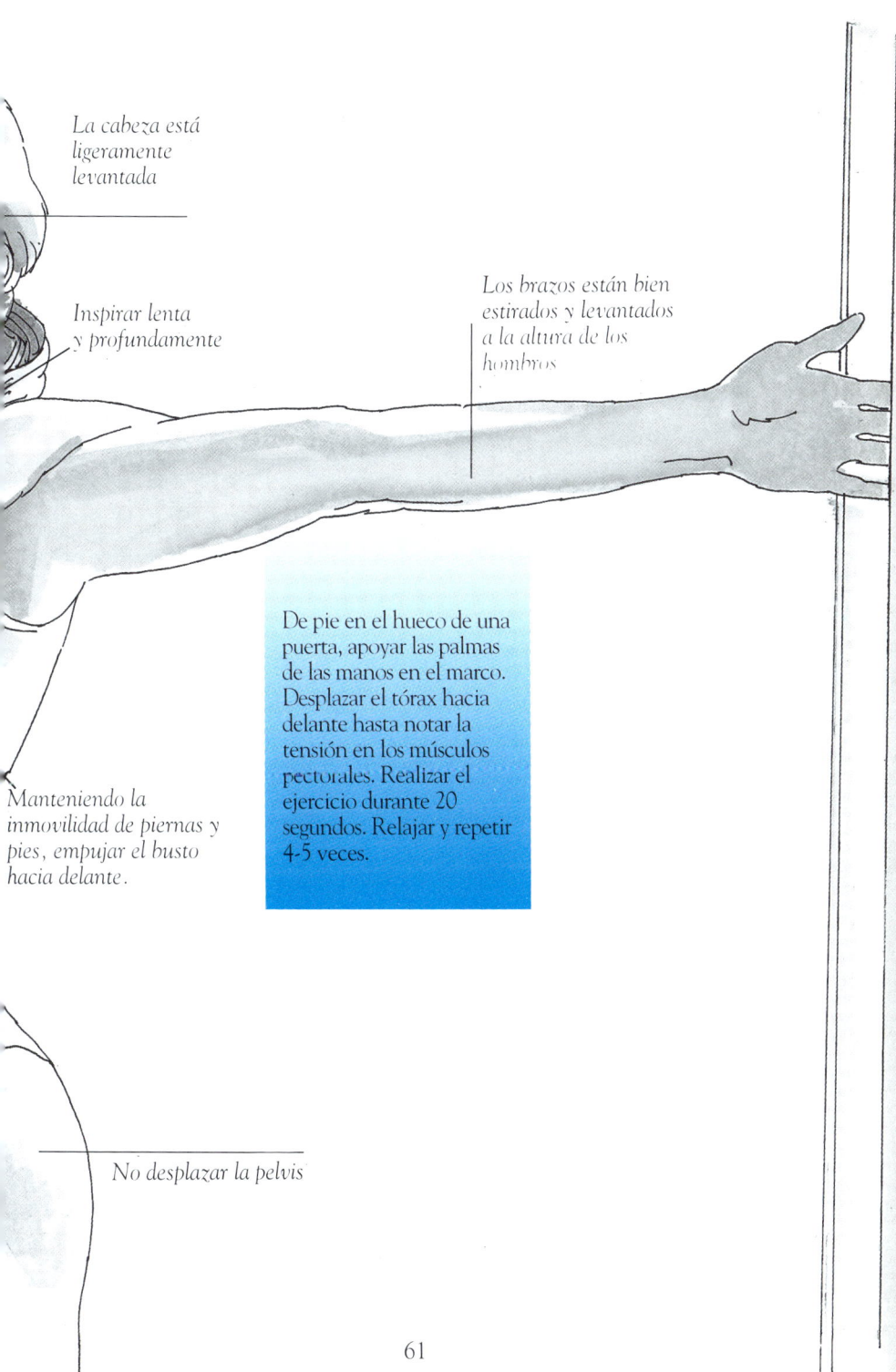

La cabeza está ligeramente levantada

Inspirar lenta y profundamente

Los brazos están bien estirados y levantados a la altura de los hombros

Manteniendo la inmovilidad de piernas y pies, empujar el busto hacia delante.

De pie en el hueco de una puerta, apoyar las palmas de las manos en el marco. Desplazar el tórax hacia delante hasta notar la tensión en los músculos pectorales. Realizar el ejercicio durante 20 segundos. Relajar y repetir 4-5 veces.

No desplazar la pelvis

PECHO•ESPALDA

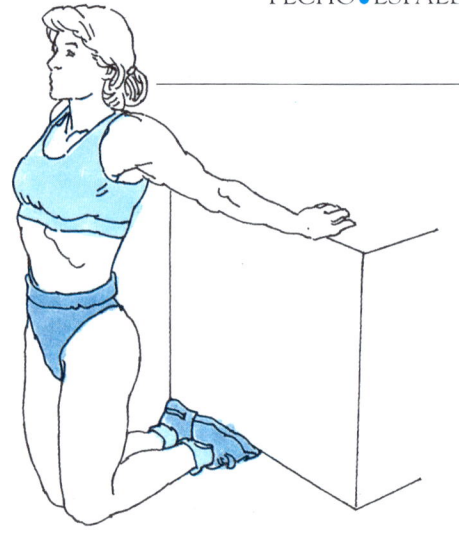

67• De pie o de rodillas, frente a un plano de apoyo, llevar los brazos hacia atrás hasta la postura de máximo estiramiento. Mantener la tensión durante 20 segundos.

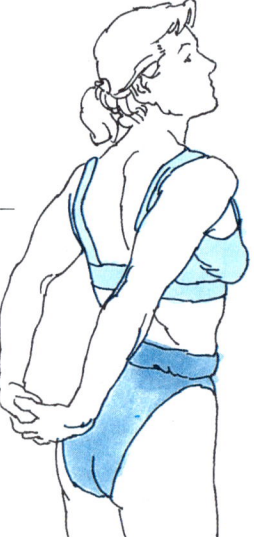

68• Entrelazar los dedos por detrás de la espalda. Sin flexionar el tronco, girar los codos hacia el interior y, al mismo tiempo, levantar los brazos. Mantener la postura durante 15 segundos.

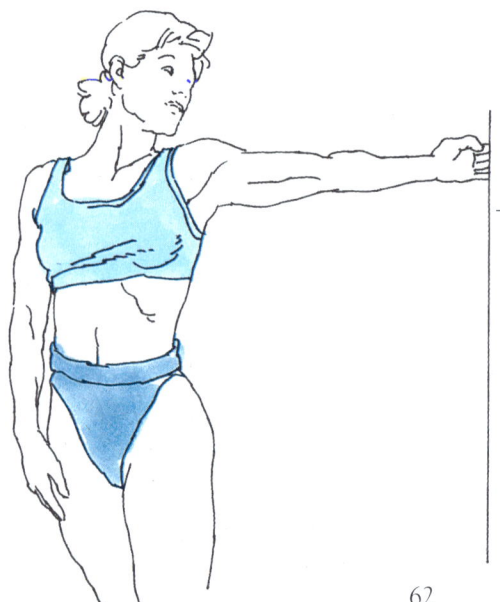

69• De pie, llevar el brazo hacia atrás y, sujetándolo contra un obstáculo, forzar los hombros hacia delante, girando el tronco. Mantener la postura durante 20 segundos. Repetir hacia el otro lado.

PECHO • ESPALDA

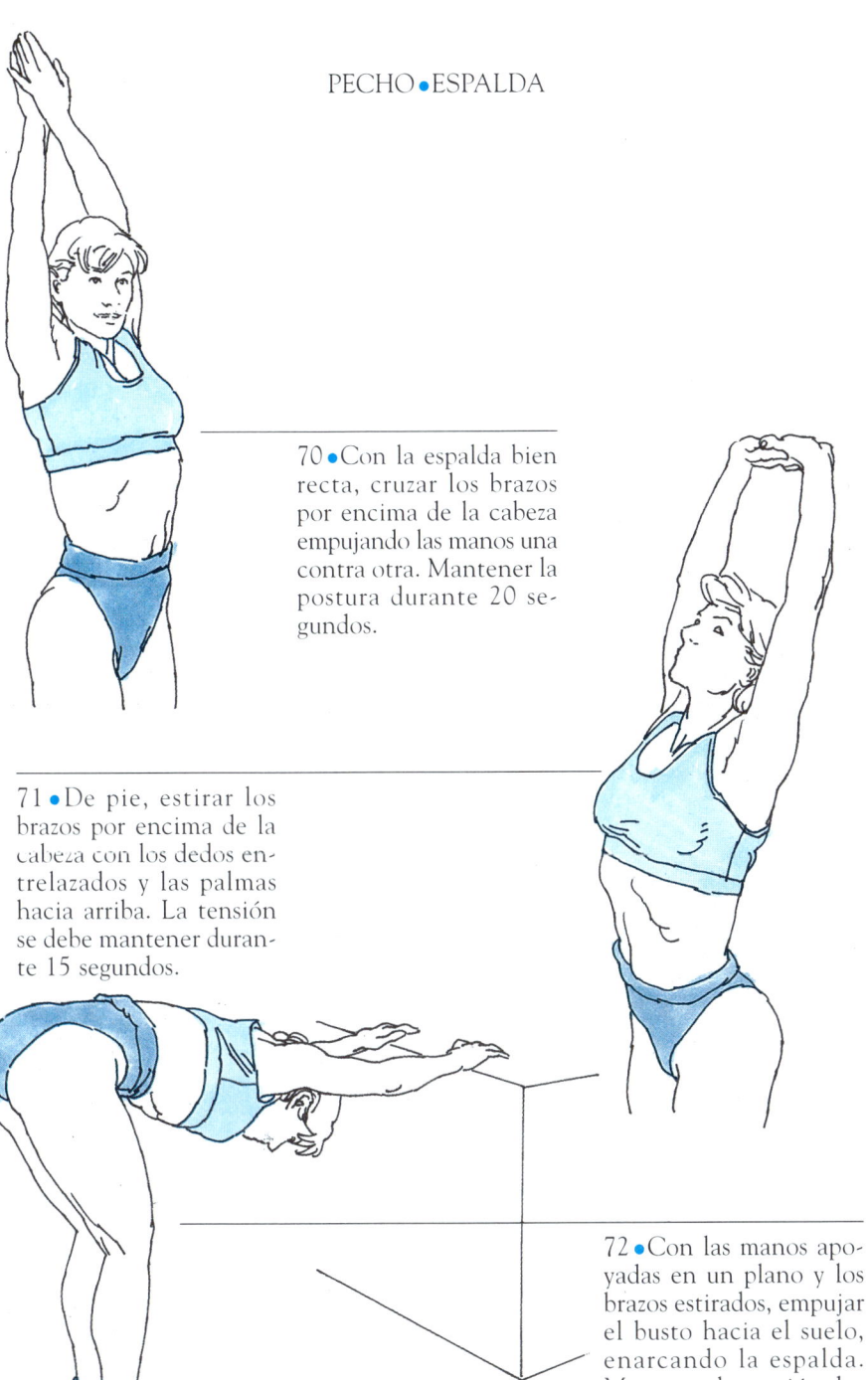

70 • Con la espalda bien recta, cruzar los brazos por encima de la cabeza empujando las manos una contra otra. Mantener la postura durante 20 segundos.

71 • De pie, estirar los brazos por encima de la cabeza con los dedos entrelazados y las palmas hacia arriba. La tensión se debe mantener durante 15 segundos.

72 • Con las manos apoyadas en un plano y los brazos estirados, empujar el busto hacia el suelo, enarcando la espalda. Mantener la tensión durante 20-30 segundos.

PECHO • ESPALDA

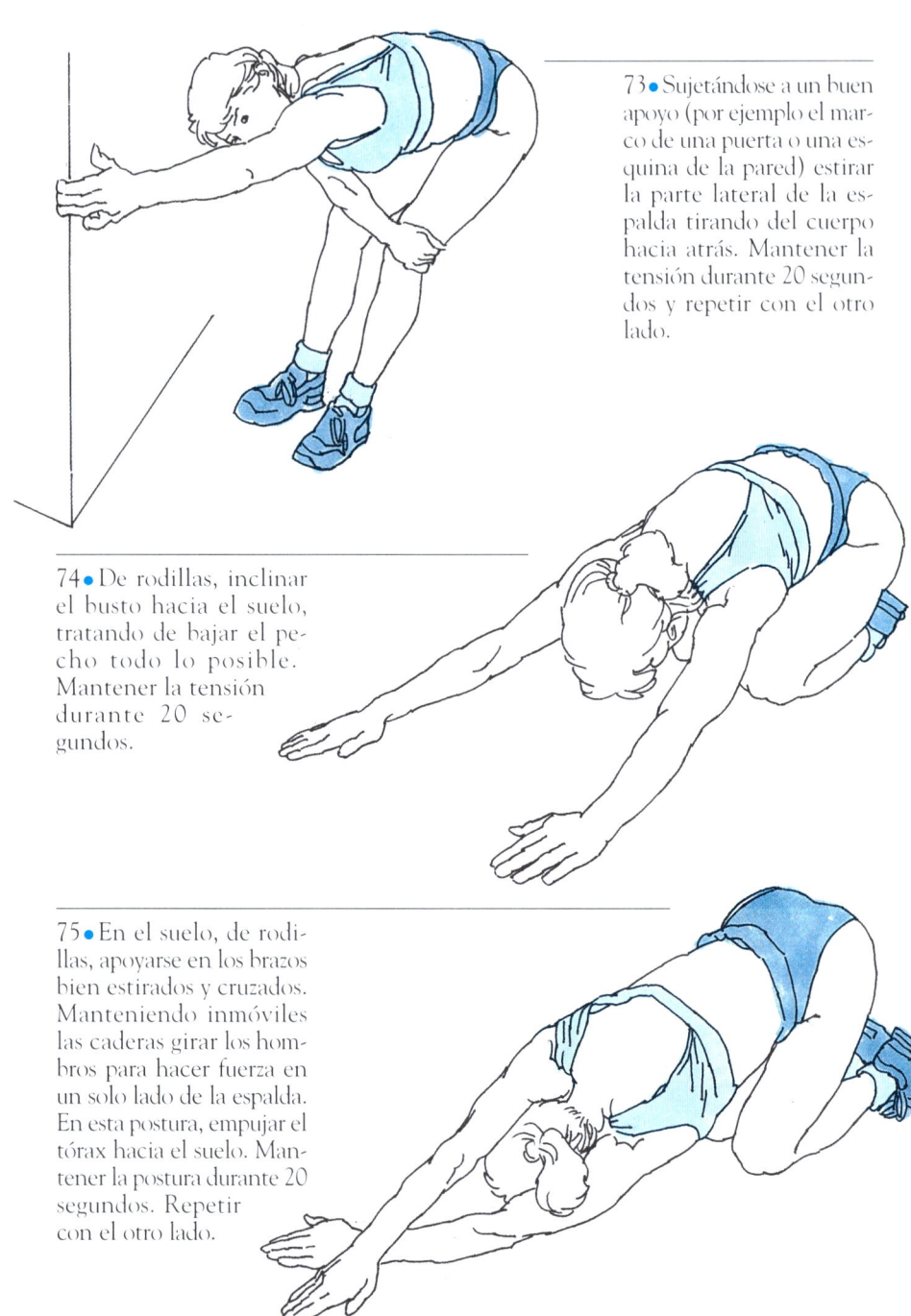

73• Sujetándose a un buen apoyo (por ejemplo el marco de una puerta o una esquina de la pared) estirar la parte lateral de la espalda tirando del cuerpo hacia atrás. Mantener la tensión durante 20 segundos y repetir con el otro lado.

74• De rodillas, inclinar el busto hacia el suelo, tratando de bajar el pecho todo lo posible. Mantener la tensión durante 20 segundos.

75• En el suelo, de rodillas, apoyarse en los brazos bien estirados y cruzados. Manteniendo inmóviles las caderas girar los hombros para hacer fuerza en un solo lado de la espalda. En esta postura, empujar el tórax hacia el suelo. Mantener la postura durante 20 segundos. Repetir con el otro lado.

PECHO • ESPALDA

76 • De rodillas, con la pelvis bien levantada estirar hacia delante el brazo izquierdo, mientras que el derecho se apoya en el suelo delante de la cara. Tratar de acercar el pecho al suelo. Mantener durante 30 segundos.

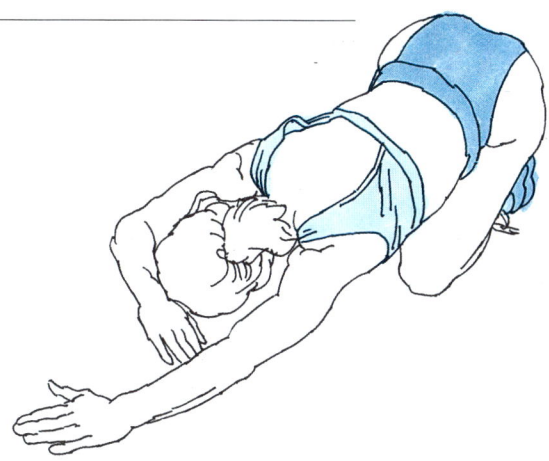

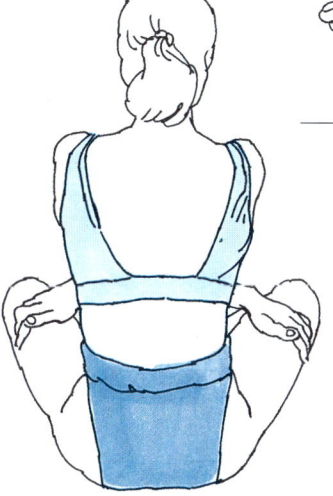

77 • Sentado con las piernas cruzadas y la espalda bien recta, cruzar también los brazos sujetando los muslos. Con la ayuda de las piernas tratar de estirar los omóplatos hacia fuera, echando los hombros hacia delante. Mantener la postura durante 30 segundos.

78 • Sentado con una pierna estirada hacia un lado y la otra flexionada, apoyar el pie en la cara interna del muslo, como se indica en la ilustración. Entonces flexionar lateralmente el busto tratando de tocar con la mano el pie del lado contrario. Mantener durante 15 segundos.

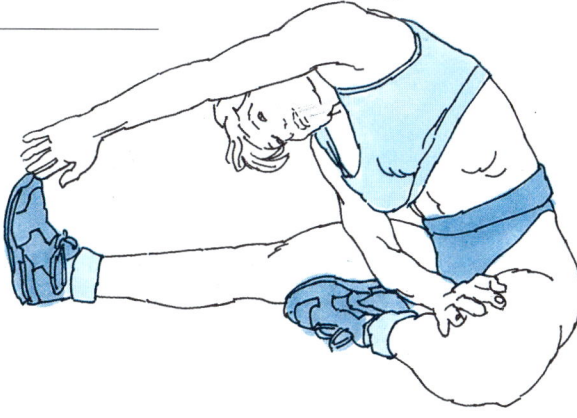

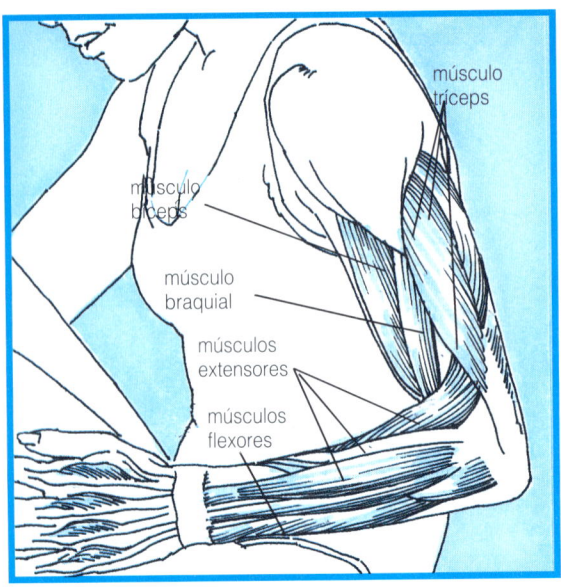

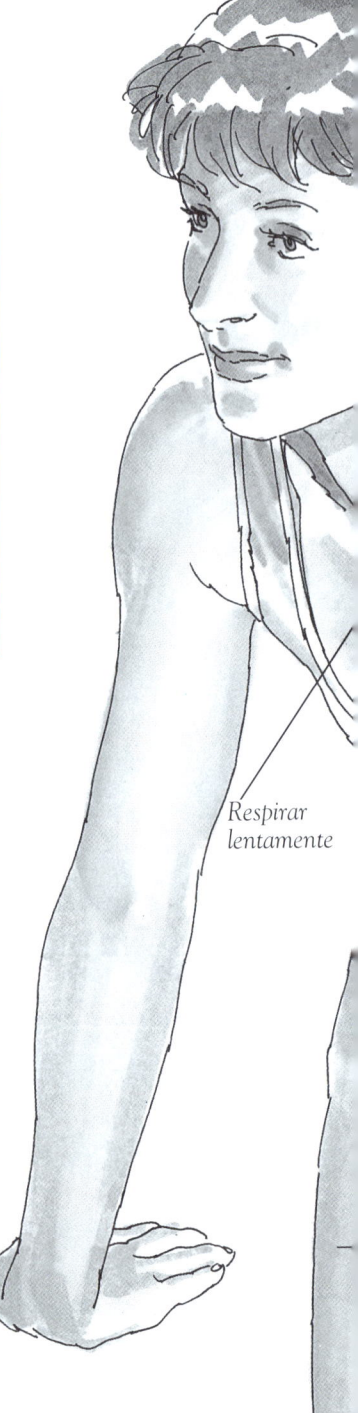

Respirar lentamente

LOS BRAZOS, LOS ANTEBRAZOS Y LAS MANOS

Una musculatura con buen tono y activa, a ser posible elástica y desarrollada en cada zona del cuerpo, sin puntos débiles, es muy importante para la salud de las articulaciones. Los codos, las muñecas y las delicadas uniones de los dedos son presa frecuente de artrosis o de otros fenómenos degenerativos, debidos esencialmente a la inactividad o bien a movimientos habituales realizados de forma incorrecta o con la utilización exclusiva de una extremidad (por ejemplo, en las tareas domésticas o en algunos deportes como el tenis y el squash).

Mantener en buena forma la musculatura de los brazos significa, ante todo, estimular el *bíceps* que constituye su parte anterior y que tiene la función de flexionar el antebrazo sobre el brazo, y el *tríceps*, la parte trasera que, por el contrario, estira la extremidad. También en la muñeca actúan, de forma antagónica, los músculos *flexores* y *extensores* que corren a lo largo del antebrazo.

Desplazar los hombros hacia atrás para acentuar la tensión

Relajar la musculatura de la espalda

En el suelo, de rodillas, apoyar las manos con las puntas de los dedos hacia el cuerpo, adoptando la postura que se ilustra. Mantener la postura durante 20 segundos

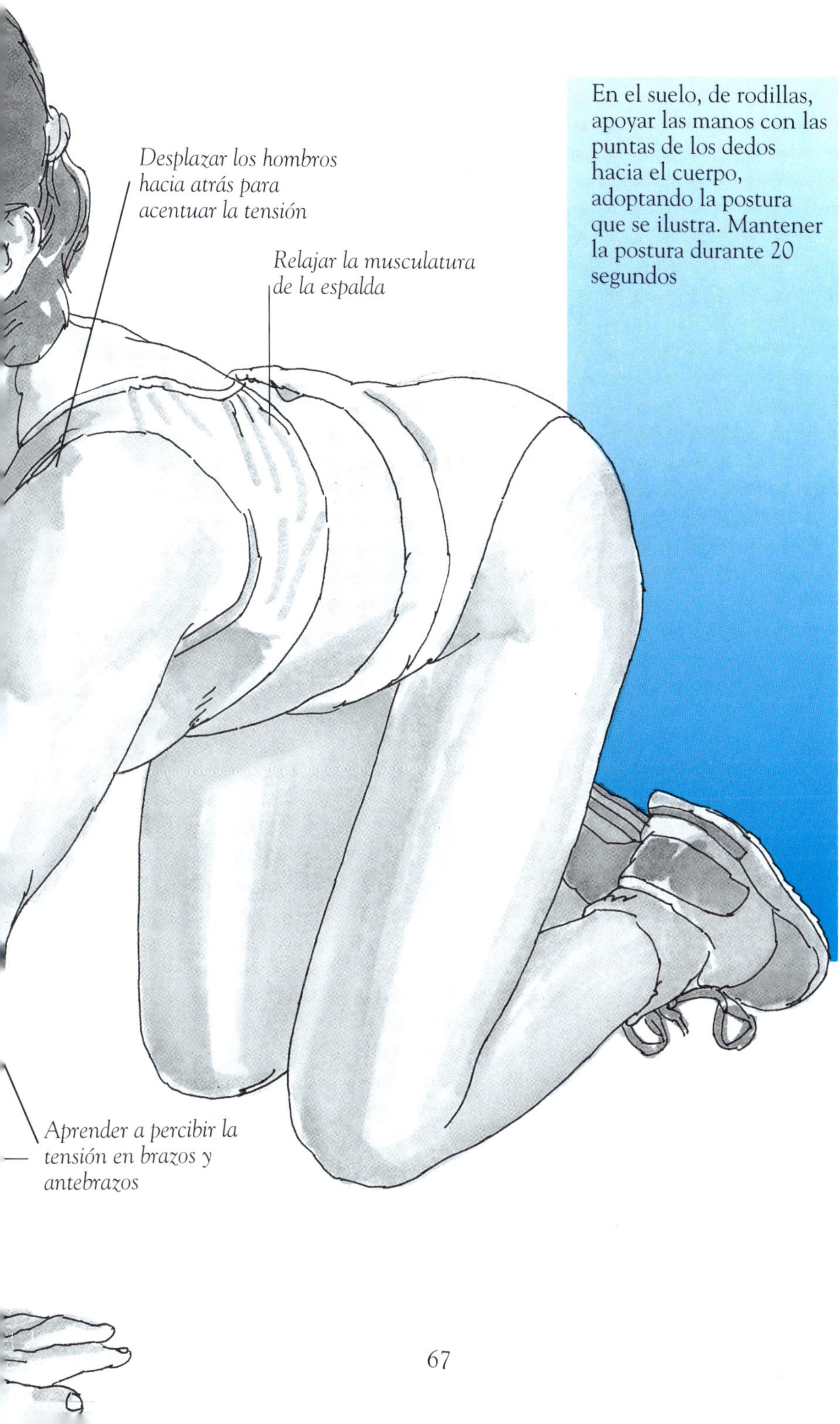

Aprender a percibir la tensión en brazos y antebrazos

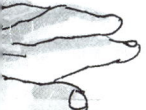

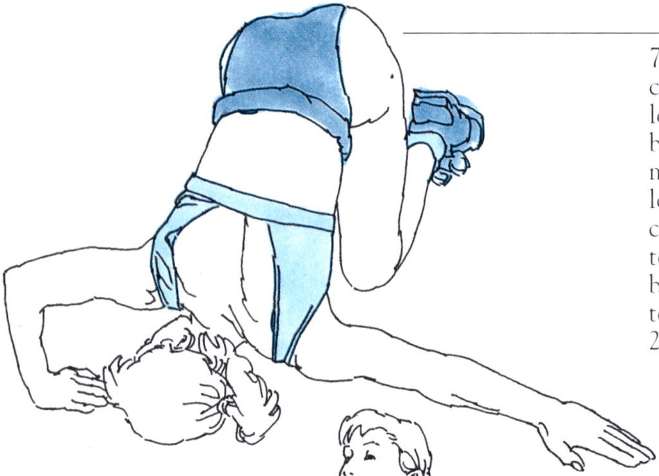

BRAZOS • ANTEBRAZOS • MANOS

79• De rodillas, apoyar la cara y un brazo en el suelo hacia un lado. El otro brazo está plegado y la mano apoyada en el suelo. La acción se lleva a cabo en el brazo bien extendido bajando el hombro todo lo posible. Mantener la postura durante 20 segundos.

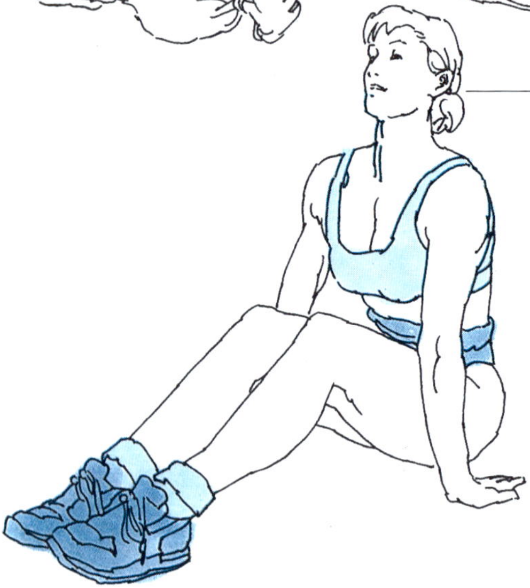

80• Sentado, apoyar en el suelo la palma de las manos con las puntas de los dedos hacia atrás. Desplazar hacia atrás los hombros para acentuar el estiramiento. Mantener la tensión 20 segundos.

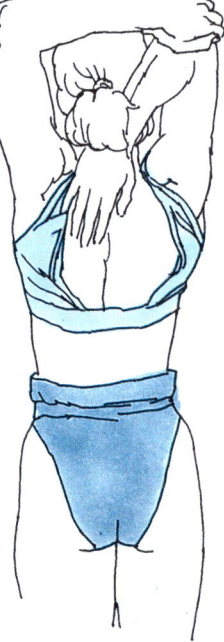

81• Con la espalda bien recta, tirar del codo hacia el centro del cuerpo. Mantener la tensión 15 segundos y repetir con el otro lado.

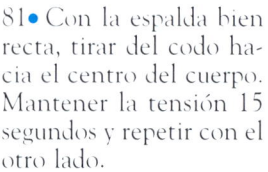

BRAZOS • ANTEBRAZOS • MANOS

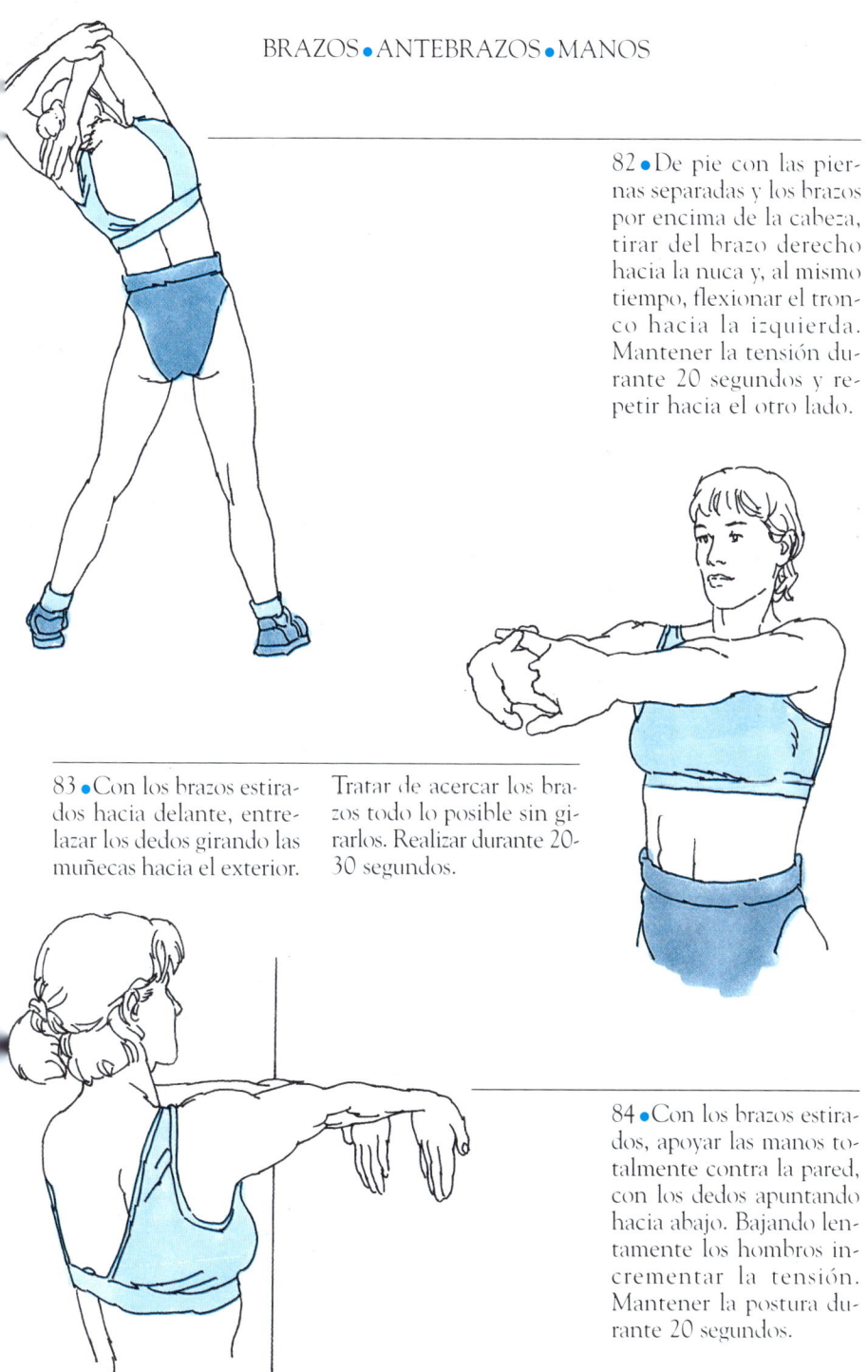

82 • De pie con las piernas separadas y los brazos por encima de la cabeza, tirar del brazo derecho hacia la nuca y, al mismo tiempo, flexionar el tronco hacia la izquierda. Mantener la tensión durante 20 segundos y repetir hacia el otro lado.

83 • Con los brazos estirados hacia delante, entrelazar los dedos girando las muñecas hacia el exterior. Tratar de acercar los brazos todo lo posible sin girarlos. Realizar durante 20-30 segundos.

84 • Con los brazos estirados, apoyar las manos totalmente contra la pared, con los dedos apuntando hacia abajo. Bajando lentamente los hombros incrementar la tensión. Mantener la postura durante 20 segundos.

BRAZOS • ANTEBRAZOS • MANOS

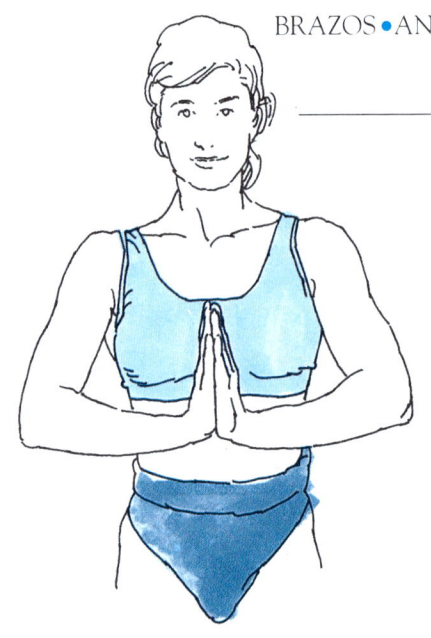

85• Apoyar las palmas de las manos una contra otra. En esta postura, bajarlas todo lo posible hasta dar con el estiramiento máximo. Mantener la tensión durante 15-20 segundos.

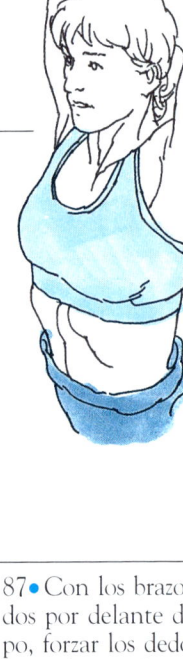

86• Levantar los brazos por encima de la cabeza y, aferrando los dedos de una mano, forzarlos hacia abajo, con la palma orientada hacia el techo. Mantener la tensión durante 25 segundos.

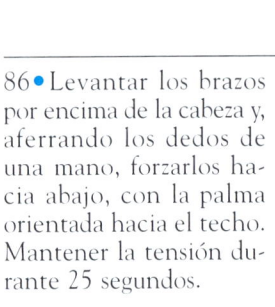

87• Con los brazos estirados por delante del cuerpo, forzar los dedos hacia atrás, hacia el antebrazo. Mantener la tensión durante 25 segundos.

BRAZOS • ANTEBRAZOS • MANOS

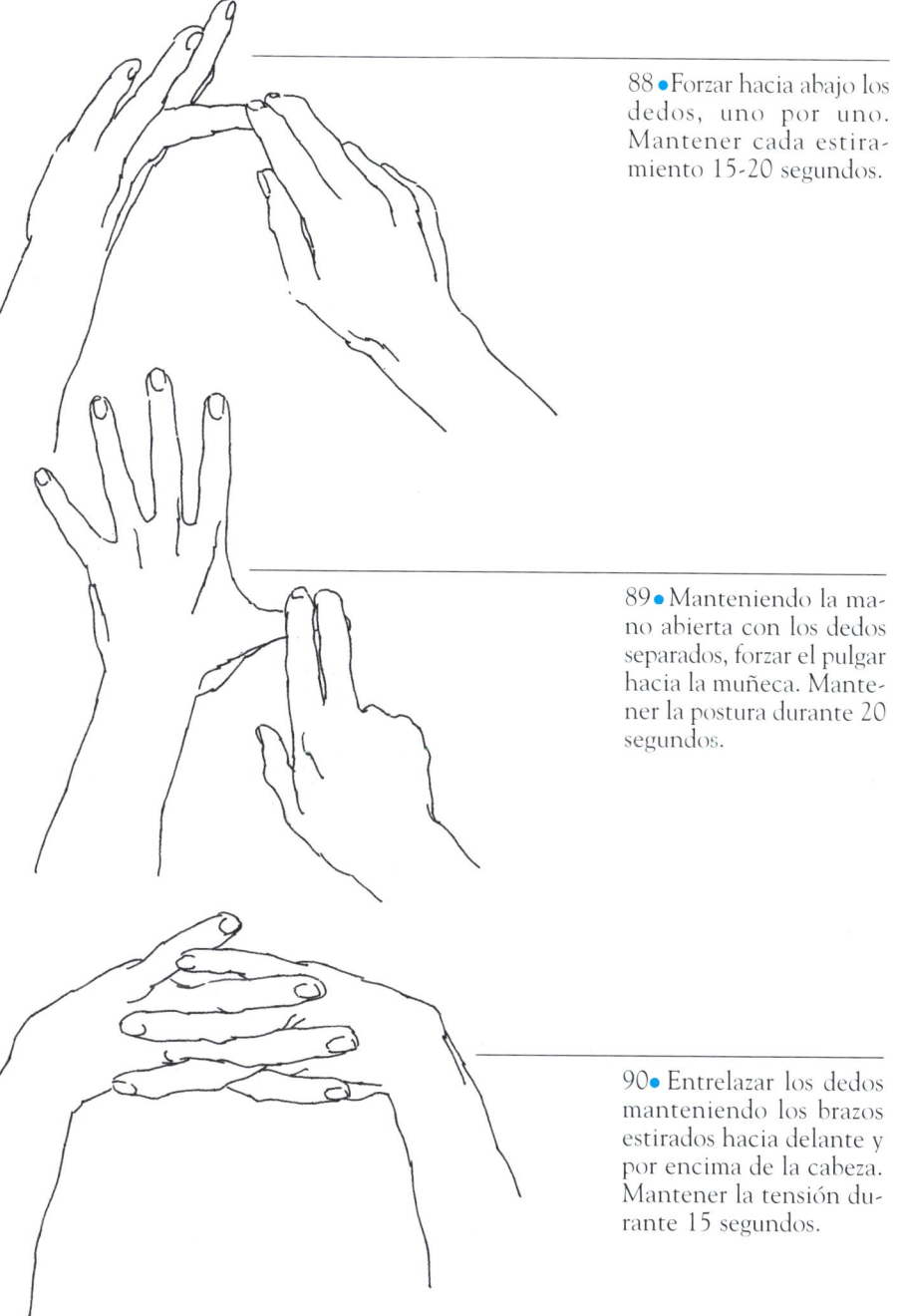

88• Forzar hacia abajo los dedos, uno por uno. Mantener cada estiramiento 15-20 segundos.

89• Manteniendo la mano abierta con los dedos separados, forzar el pulgar hacia la muñeca. Mantener la postura durante 20 segundos.

90• Entrelazar los dedos manteniendo los brazos estirados hacia delante y por encima de la cabeza. Mantener la tensión durante 15 segundos.

AL AIRE LIBRE

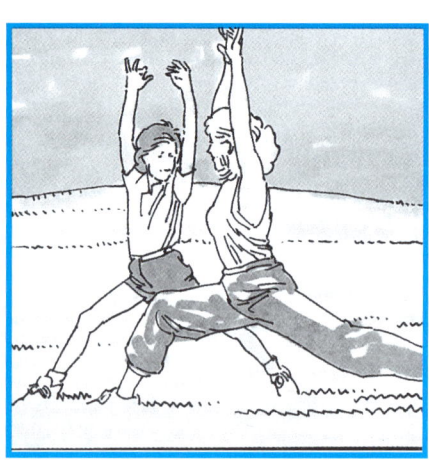

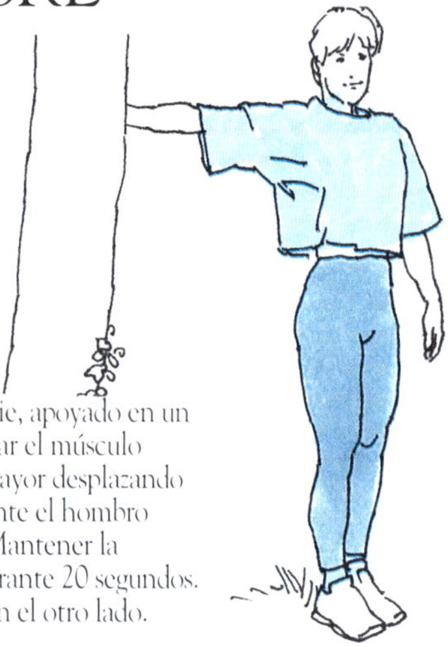

91 • De pie, apoyado en un árbol, estirar el músculo pectoral mayor desplazando hacia delante el hombro derecho. Mantener la tensión durante 20 segundos. Repetir con el otro lado.

Quienes tengan la posibilidad de hacer ejercicio al aire libre, pueden considerarse muy afortunados. No hay nada mejor que moverse de forma instintiva y espontánea en un entorno natural. Jardines, parques o bosques y campo abierto son lugares ideales para practicar el stretching y las técnicas correctas de respiración. Arboles, ramas, vallas y otras características ambientales permiten infinitas variantes de los ejercicios habituales, rompiendo de esta forma la monotonía de una rutina.

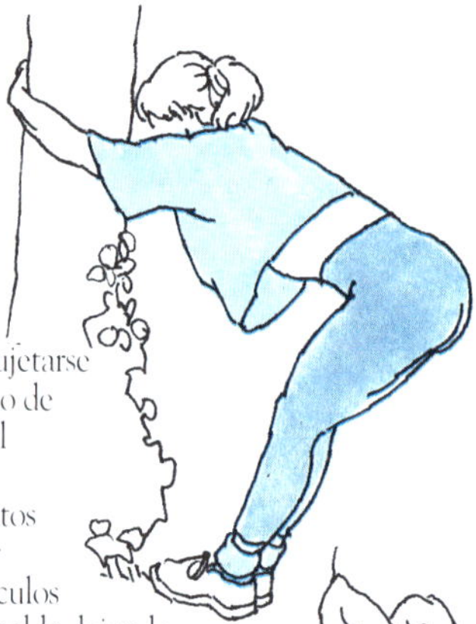

94 • Sujetarse al tronco de un árbol con los pies juntos y estirar los músculos de la espalda dejando caer hacia atrás el peso del cuerpo. Mantener la postura durante 20 segundos.

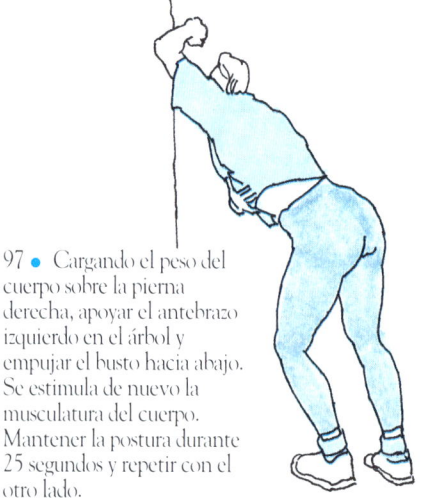

97 • Cargando el peso del cuerpo sobre la pierna derecha, apoyar el antebrazo izquierdo en el árbol y empujar el busto hacia abajo. Se estimula de nuevo la musculatura del cuerpo. Mantener la postura durante 25 segundos y repetir con el otro lado.

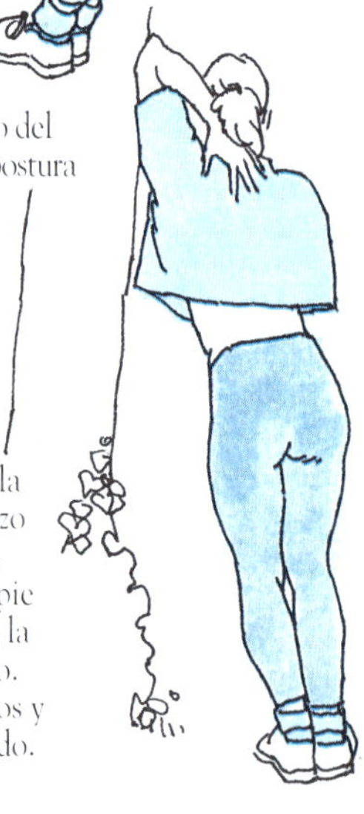

98 • De pie, apoyar la parte externa del brazo izquierdo en el árbol, apoyándose sobre el pie derecho. Se estimula la parte lateral del dorso. Mantener 20 segundos y repetir con el otro lado.

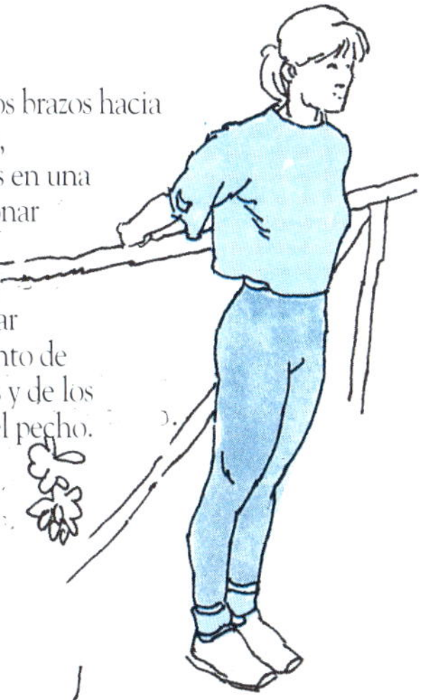

92● Echar los brazos hacia atrás, juntos, apoyándolos en una valla. Flexionar lentamente las rodillas para acentuar el estiramiento de los hombros y de los músculos del pecho. Mantener la postura durante 25 segundos.

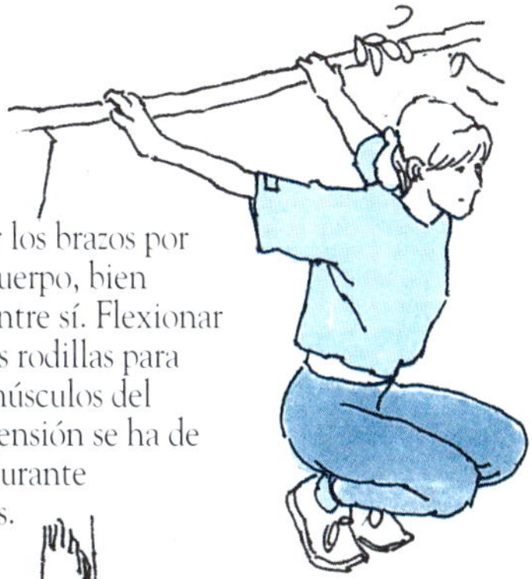

93● Apoyar los brazos por detrás del cuerpo, bien separados entre sí. Flexionar entonces las rodillas para estirar los músculos del pecho. La tensión se ha de mantener durante 30 segundos.

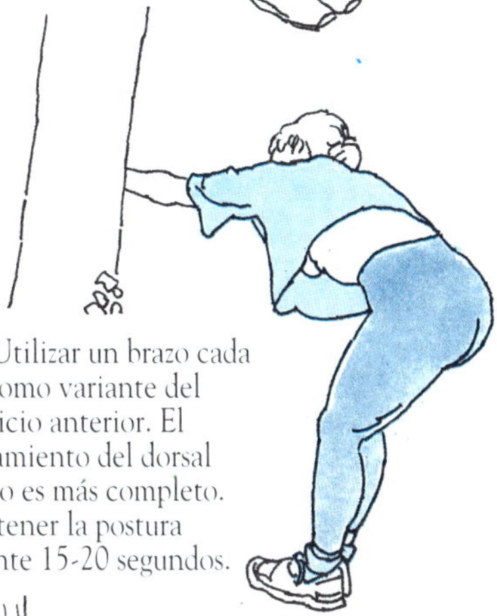

95● Utilizar un brazo cada vez como variante del ejercicio anterior. El estiramiento del dorsal ancho es más completo. Mantener la postura durante 15-20 segundos.

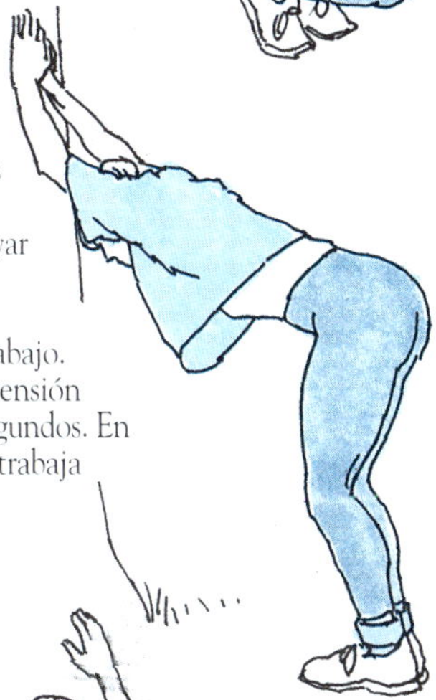

96● Con los pies separados del tronco de un árbol, apoyar las manos empujando el tronco hacia abajo. Mantener la tensión durante 20 segundos. En este ejercicio trabaja el dorsal ancho.

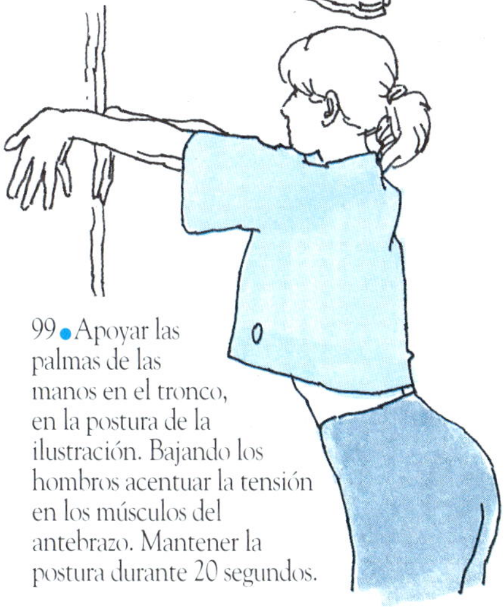

99● Apoyar las palmas de las manos en el tronco, en la postura de la ilustración. Bajando los hombros acentuar la tensión en los músculos del antebrazo. Mantener la postura durante 20 segundos.

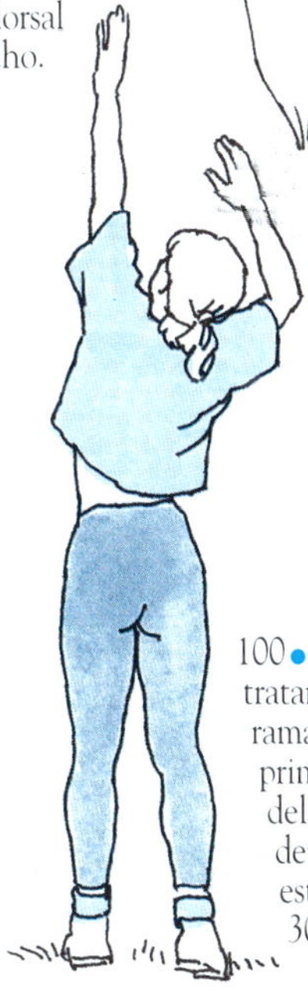

100● Ponerse de puntillas tratando de atrapar las ramas del árbol estirando primero el lado izquierdo del cuerpo y luego el derecho. Continuar con este ejercicio durante 20-30 segundos o algo más.

AL AIRE LIBRE

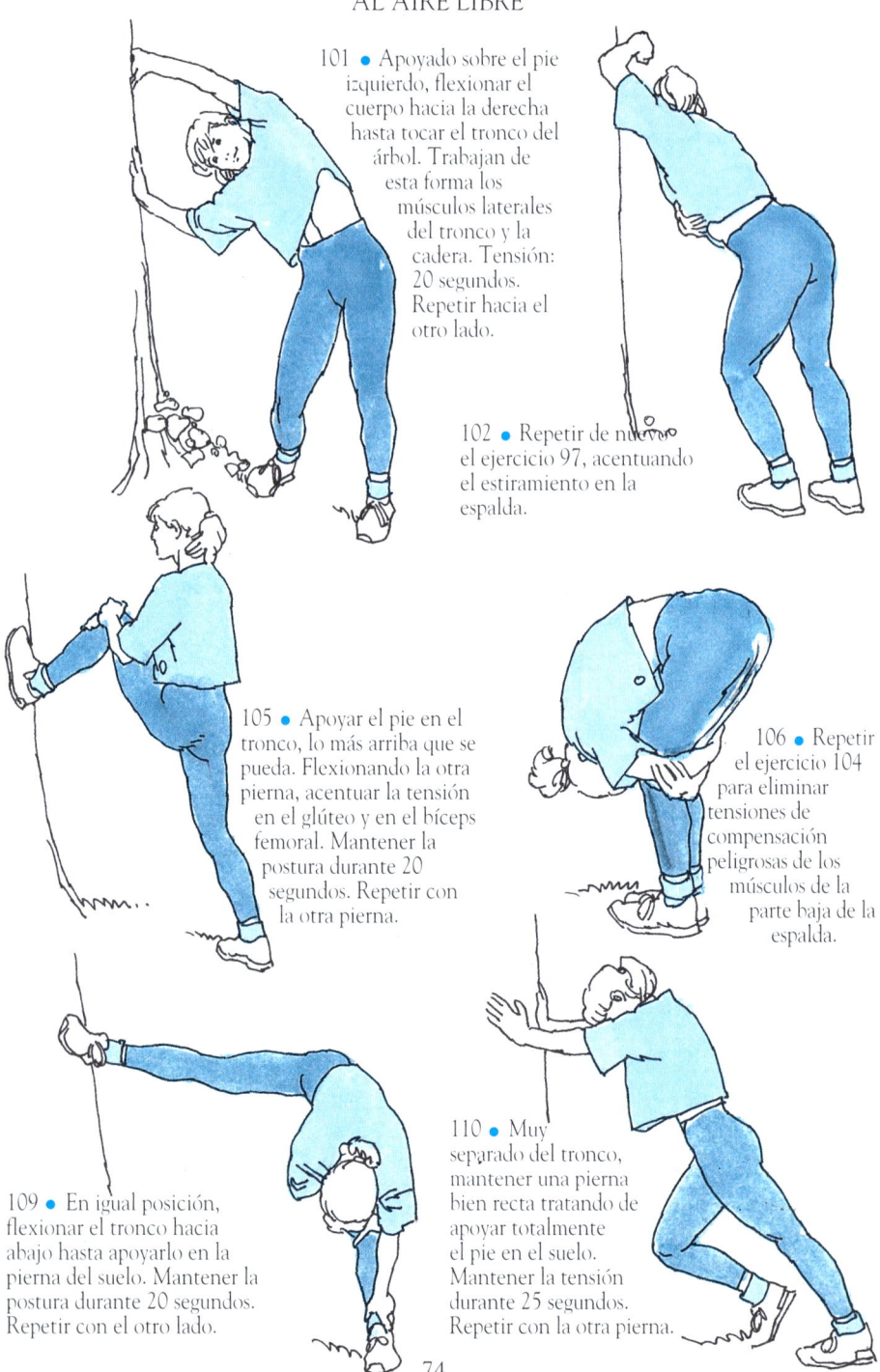

101 • Apoyado sobre el pie izquierdo, flexionar el cuerpo hacia la derecha hasta tocar el tronco del árbol. Trabajan de esta forma los músculos laterales del tronco y la cadera. Tensión: 20 segundos. Repetir hacia el otro lado.

102 • Repetir de nuevo el ejercicio 97, acentuando el estiramiento en la espalda.

105 • Apoyar el pie en el tronco, lo más arriba que se pueda. Flexionando la otra pierna, acentuar la tensión en el glúteo y en el bíceps femoral. Mantener la postura durante 20 segundos. Repetir con la otra pierna.

106 • Repetir el ejercicio 104 para eliminar tensiones de compensación peligrosas de los músculos de la parte baja de la espalda.

109 • En igual posición, flexionar el tronco hacia abajo hasta apoyarlo en la pierna del suelo. Mantener la postura durante 20 segundos. Repetir con el otro lado.

110 • Muy separado del tronco, mantener una pierna bien recta tratando de apoyar totalmente el pie en el suelo. Mantener la tensión durante 25 segundos. Repetir con la otra pierna.

AL AIRE LIBRE

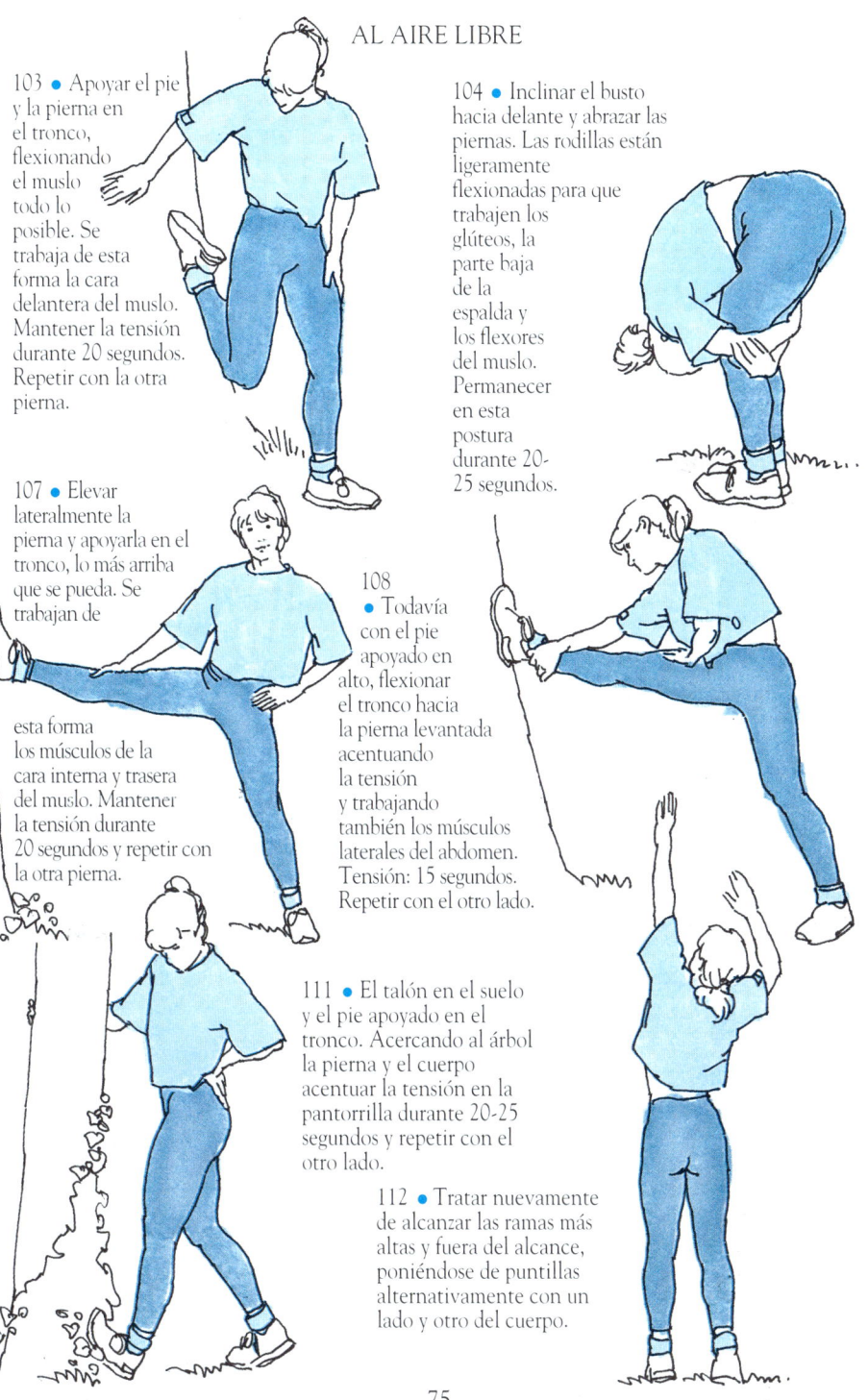

103 • Apoyar el pie y la pierna en el tronco, flexionando el muslo todo lo posible. Se trabaja de esta forma la cara delantera del muslo. Mantener la tensión durante 20 segundos. Repetir con la otra pierna.

104 • Inclinar el busto hacia delante y abrazar las piernas. Las rodillas están ligeramente flexionadas para que trabajen los glúteos, la parte baja de la espalda y los flexores del muslo. Permanecer en esta postura durante 20-25 segundos.

107 • Elevar lateralmente la pierna y apoyarla en el tronco, lo más arriba que se pueda. Se trabajan de esta forma los músculos de la cara interna y trasera del muslo. Mantener la tensión durante 20 segundos y repetir con la otra pierna.

108 • Todavía con el pie apoyado en alto, flexionar el tronco hacia la pierna levantada acentuando la tensión y trabajando también los músculos laterales del abdomen. Tensión: 15 segundos. Repetir con el otro lado.

111 • El talón en el suelo y el pie apoyado en el tronco. Acercando al árbol la pierna y el cuerpo acentuar la tensión en la pantorrilla durante 20-25 segundos y repetir con el otro lado.

112 • Tratar nuevamente de alcanzar las ramas más altas y fuera del alcance, poniéndose de puntillas alternativamente con un lado y otro del cuerpo.

EN LA OFICINA

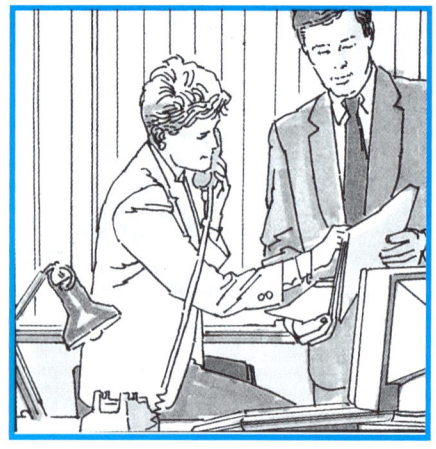

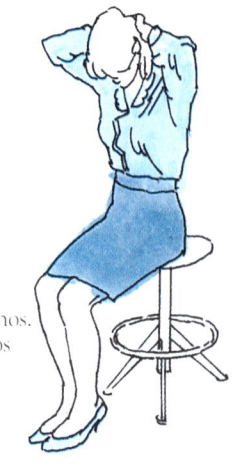

113 • Flexionar hacia abajo la cabeza, ayudándose con las manos. Se trabajan los músculos de la nuca. Mantener la postura durante 20 segundos. Repetir varias veces.

Ocho horas delante del ordenador, en medio del trasiego de una oficina, no son, sin duda, el mejor tratamiento para nuestro cuerpo y nuestro sistema nervioso. Intentemos liberar el estrés, romper la tensión durante unos momentos o, simplemente, activar nuestros músculos mientras estamos trabajando. Incluso sentados, con movimientos sencillos e instintivos, podemos estirarnos y recuperar parte de la elasticidad perdida. Veamos algunos ejercicios sencillos que se pueden realizar sentados delante de una mesa.

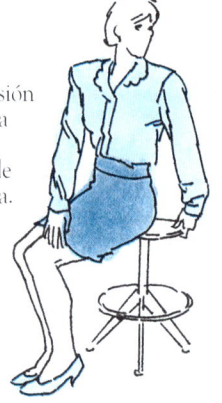

116 • Realizar una torsión del busto sin levantar la pelvis de la silla. Se trabajan los músculos de la cadera y de la espalda. Mantener la postura durante 25 segundos y repetir hacia el otro lado.

119 • Flexionar la pierna izquierda, llevando el muslo hacia el tronco con ayuda de los brazos. Trabajan los glúteos y la parte baja de la espalda. Mantener la tensión durante 20 segundos. Repetir con la otra pierna.

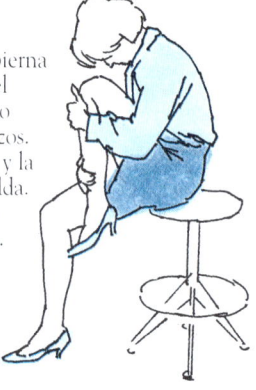

120 • Cruzar las piernas y con ayuda de la mano derecha empujar la rodilla izquierda hacia dentro, hacia el cuerpo, tensando la cara externa del muslo. Mantener la postura durante 20 segundos. Repetir con la otra pierna.

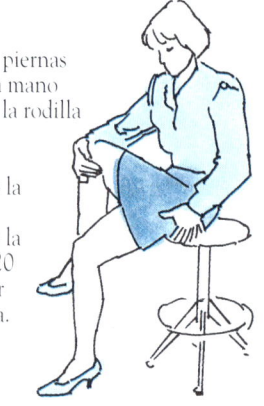

114 • Levantar los brazos por encima de la cabeza. Sujetar el codo izquierdo y empujar el brazo hacia el interior del cuerpo trabajando de esta forma el tríceps y los músculos laterales del dorso. Mantener la postura durante 25 segundos. Repetir hacia el otro lado.

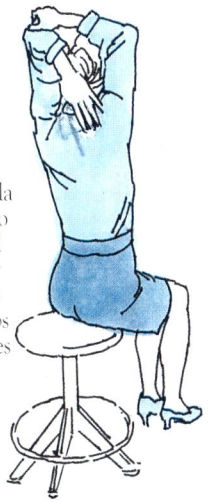

115 • Flexionar el busto hacia delante, apoyándolo en los muslos. Acentuar la tensión en los glúteos y la zona baja de la espalda, abrazando las piernas. Mantener la tensión durante 20 segundos.

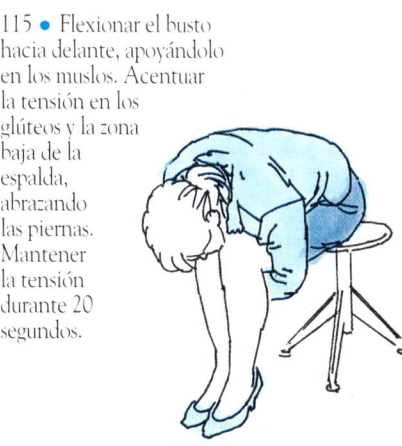

117 • Cruzar las piernas, empujando la izquierda hacia abajo. Trabajan los músculos de la cara exterior del muslo y de la cadera. Mantener la tensión durante 20 segundos y repetir con el otro lado.

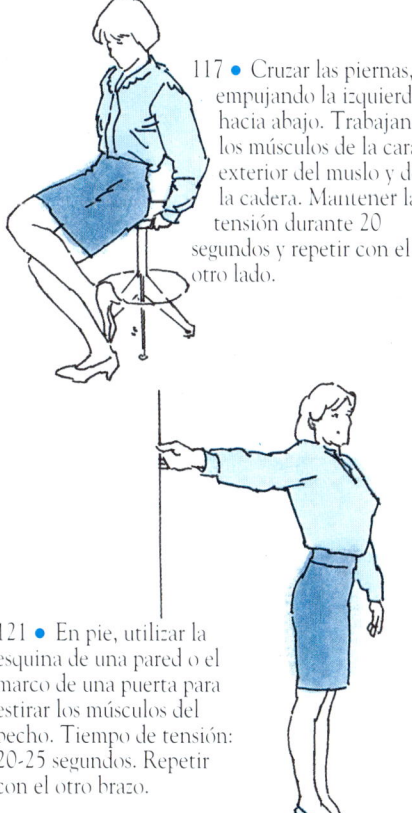

118 • Echar una pierna hacia atrás, apoyando en el suelo el empeine del pie. Echando el tronco hacia atrás, acentuar la tensión en la cara delantera del muslo. Mantener esta postura durante 25 segundos. Repetir con la otra pierna.

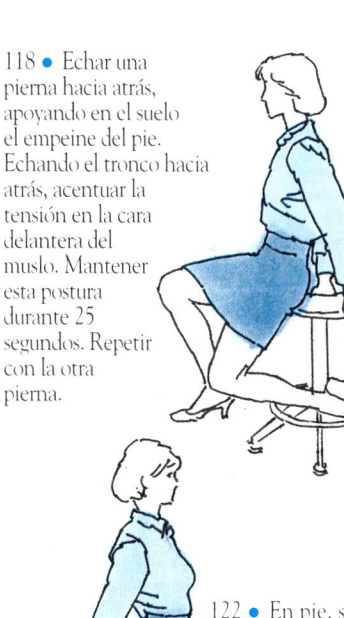

121 • En pie, utilizar la esquina de una pared o el marco de una puerta para estirar los músculos del pecho. Tiempo de tensión: 20-25 segundos. Repetir con el otro brazo.

122 • En pie, sujetar con la mano el tobillo derecho y levantar la pierna hacia el muslo, sin desplazar la rodilla. Se trabaja de esta forma la cara anterior del muslo. Mantener la postura durante 15 segundos. Repetir con la otra pierna.

EN MEDIOS DE TRANSPORTE PÚBLICOS

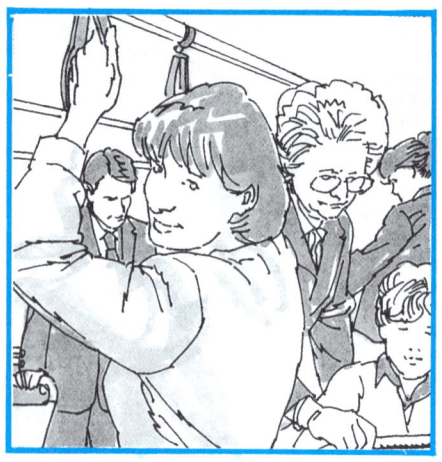

123 • Sentado, pasar la rodilla izquierda por debajo de la pierna derecha, hacia el cuerpo, utilizando la otra pierna para acentuar la tensión. Se trabaja la musculatura de la cadera y de la cara anterior del muslo. Mantener la postura durante 20 segundos. Repetir con el otro lado.

126 • Flexionar el tronco hacia delante, con los brazos estirados y apoyados en la barra de sujeción. Se trabajan los músculos de la espalda. Mantener la postura durante 20-30 segundos aproximadamente.

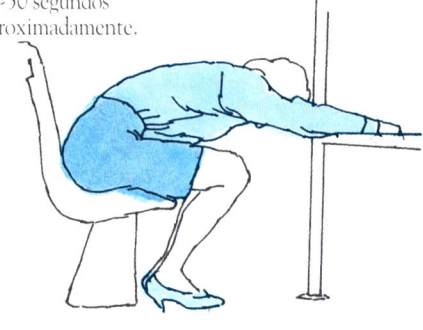

El problema más frecuente es el de no disponer del tiempo necesario para practicar actividades físicas. Muchas veces, por la mañana, no nos despertamos del todo hasta que no estamos en el autobús o en el metro, con el cuerpo que parece negarse a comenzar el día, con más sueño aún que nosotros; por la tarde, salimos de la oficina llevando a cuestas todo el cansancio de una jornada de trabajo. Puede que parezca raro, pero también en un transporte público, lleno de gente, se pueden hacer "a hurtadillas" algunos beneficiosos ejercicios de stretching y utilizar con provecho ese tiempo de transporte que, por lo general, se nos antoja un "tiempo perdido".

129 • De pie, con las manos en la barra, empujar el cuerpo hacia delante hasta formar un arco. Se trabajan los músculos de la espalda y del abdomen. Mantener la postura durante 20 segundos.

130 • Echar los brazos hacia atrás y sujetarse a la barra vertical. Desplazar el tronco hacia delante para acentuar la tensión en el pecho y en los hombros. Mantener la postura durante 20 segundos.

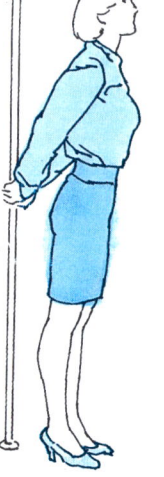

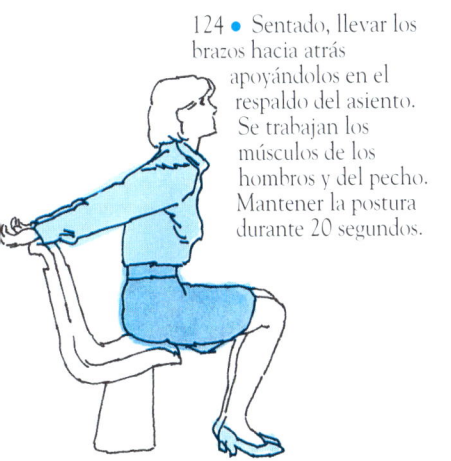

124 • Sentado, llevar los brazos hacia atrás apoyándolos en el respaldo del asiento. Se trabajan los músculos de los hombros y del pecho. Mantener la postura durante 20 segundos.

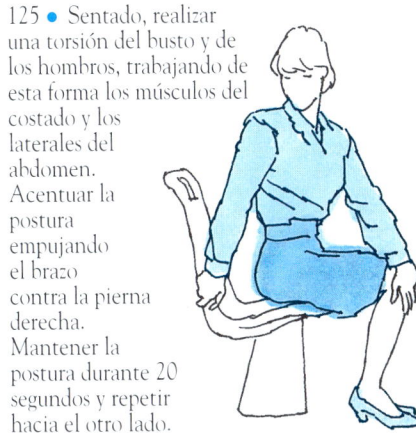

125 • Sentado, realizar una torsión del busto y de los hombros, trabajando de esta forma los músculos del costado y los laterales del abdomen. Acentuar la postura empujando el brazo contra la pierna derecha. Mantener la postura durante 20 segundos y repetir hacia el otro lado.

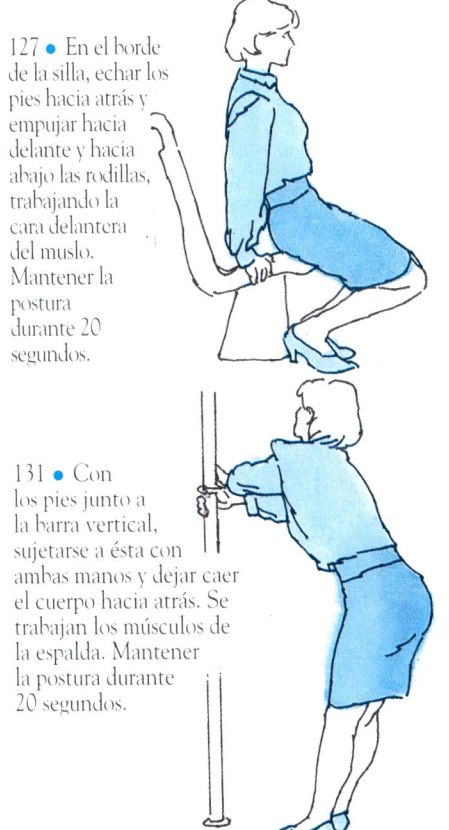

127 • En el borde de la silla, echar los pies hacia atrás y empujar hacia delante y hacia abajo las rodillas, trabajando la cara delantera del muslo. Mantener la postura durante 20 segundos.

128 • En el borde del asiento, estirar las piernas hacia delante, apoyando los pies en el reposapiés. Flexionando el tronco se acentúa la tensión en las pantorrillas y la cara trasera del muslo. Mantener la postura durante 20-25 segundos.

131 • Con los pies junto a la barra vertical, sujetarse a ésta con ambas manos y dejar caer el cuerpo hacia atrás. Se trabajan los músculos de la espalda. Mantener la postura durante 20 segundos.

132 • Con un brazo levantado por encima de la cabeza y flexionado en ángulo recto, sujetarse a la barra vertical. Alejando el cuerpo, aumentar la tensión de la parte externa de la espalda y de la parte trasera del brazo. Mantener la postura durante 20 segundos. Repetir con el otro lado.

CONTRA EL ESTRÉS

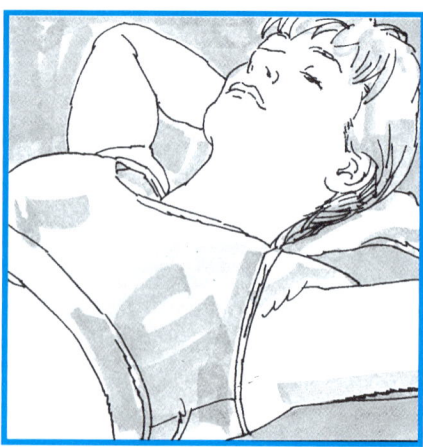

133 • Tumbado boca arriba, los brazos ligeramente separados del cuerpo y las rodillas semiflexionadas. Tensar y relajar la nuca, los hombros y los brazos. Respirar lenta y profundamente, tratando de percibir una sensación de pesadez en todo el cuerpo. Eliminar de la mente todo pensamiento inoportuno.

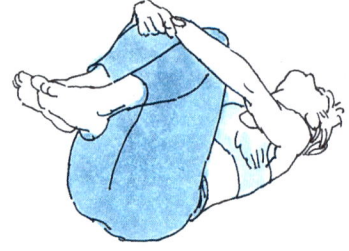

Puntos esenciales: abandonarse, "dejarse ir", "pensar cosas bonitas". Comenzar la sesión con una relajación profunda que ha de realizarse en la postura del primer ejercicio. Tendido boca arriba, los brazos extendidos en el suelo, separados del cuerpo, la nuca estirada, la frente relajada. Respirar lenta y profundamente. Ahora se siente el cuerpo agradablemente pesado, relajado y también la mente está tranquila y la respiración es apenas perceptible. La tensión se ha liberado y los músculos han recobrado su elasticidad, dispuestos para un beneficioso entrenamiento.

136 • Ahora relajar los brazos apoyando la espalda y la cabeza en el suelo, en una postura de máxima relajación. El estiramiento se produce en los glúteos y la parte baja de la espalda. Mantener la postura largo rato.

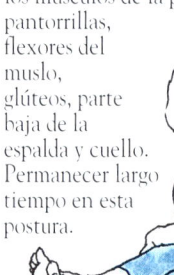

139 • Sentado sobre las rodillas, apoyar un cojín entre las pantorrillas y los muslos. La cabeza y el tronco están rectos, pero sin rigidez, los hombros y los brazos totalmente relajados. Respirar lenta y profundamente.

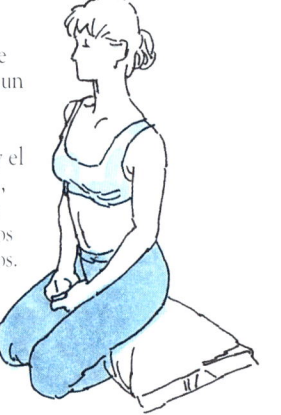

140 • Sentado sobre un cojín doblado, estirar las piernas y flexionar el tronco hacia delante, apoyándose en las rodillas. Se trabajan todos los músculos de la parte trasera del cuerpo: pantorrillas, flexores del muslo, glúteos, parte baja de la espalda y cuello. Permanecer largo tiempo en esta postura.

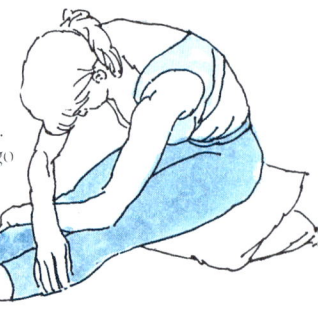

134 • Tumbado, apoyar las piernas en el plano de una silla, como se muestra en la ilustración. La sensación de total relajación se acentúa en las piernas, las caderas y la pelvis. Mantener esta postura largo tiempo.

135 • Tumbado, abrazar las rodillas, tratando de acercar todo lo posible el tronco y las piernas, aovillándose y levantando la cabeza. Se trabajan los músculos de la espalda, glúteos y dorso. Mantener la postura durante 20-30 segundos.

137 • De rodillas, con los brazos estirados hacia delante, apoyar las manos en el suelo, empujando el tronco hacia abajo. Se trabaja la musculatura del dorso. Mantener la postura durante 20 segundos aproximadamente.

138 • En pie, apoyado en el respaldo de una silla, empujar el cuerpo hacia el suelo, respirando con suavidad y de forma relajada. Se trabajan los músculos del dorso y, en parte, el pecho. Mantener la tensión durante 25-30 segundos.

141 • Acuclillado, con los pies bien apoyados en el suelo, colocar los brazos entre las piernas hasta apoyar las manos en el suelo. Se estiran los músculos de los muslos, glúteos y espalda. Mantener la postura durante 10-15 segundos.

142 • Tumbado, con el cuerpo totalmente relajado sobre el suelo, respirar lenta y profundamente, tratando de evocar una sensación de pesadez y relajación. Salir de esta fase de forma lenta y gradual.

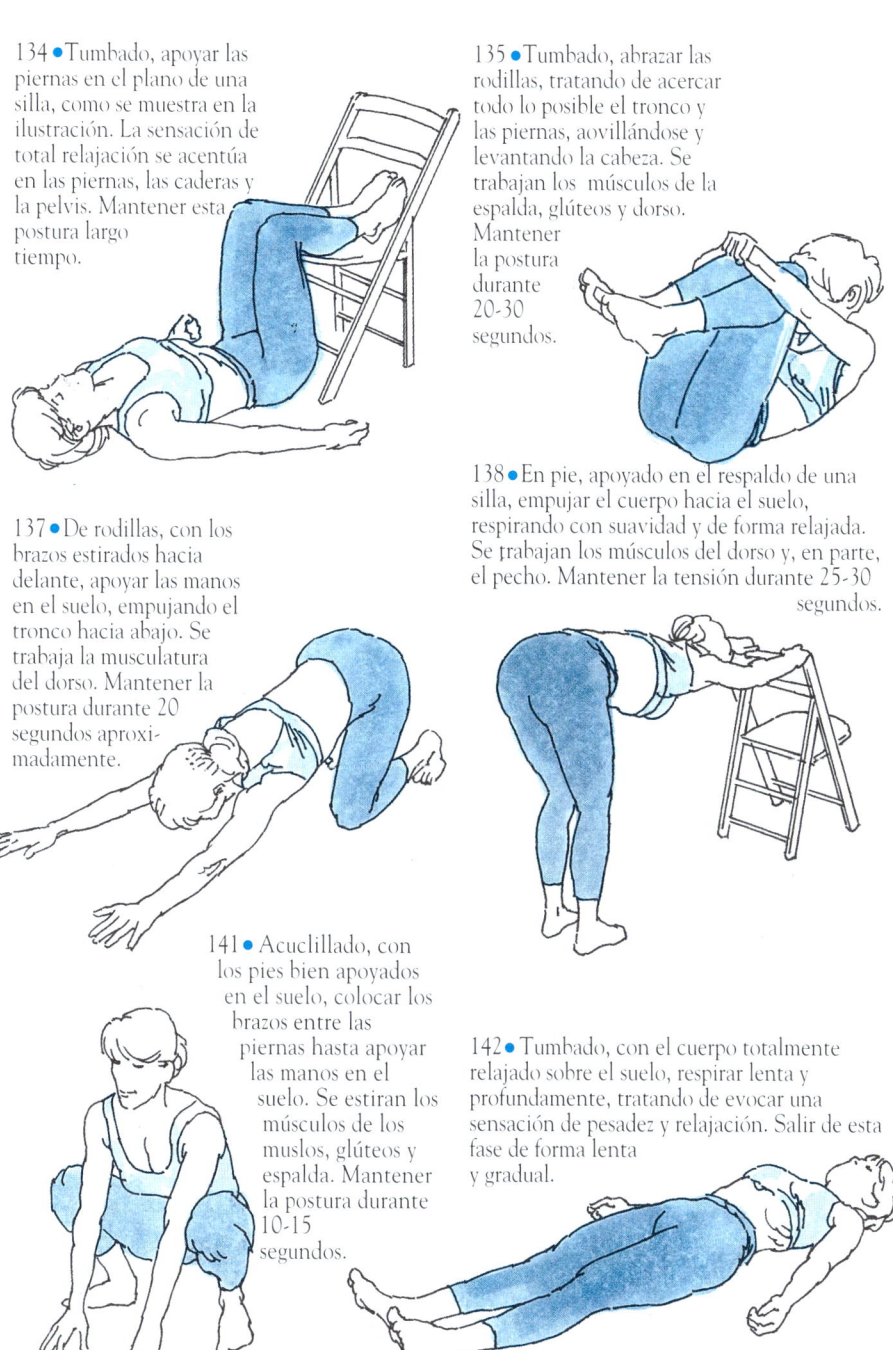

EN PAREJA

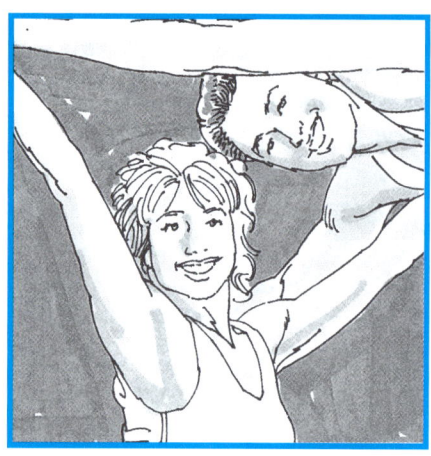

143. La acción ejercida tiende a forzar los codos por detrás de la espalda y hacia arriba. Se trabajan los músculos del pecho y de los hombros. La postura se ha de mantener durante 30-40 segundos.

Muchas veces, hacer algo juntos significa conseguir más resultados con menos sacrificios y de forma más agradable.
Si el compañero es "él", o una amiga, o un hijo, además del bienestar surge la gratificación del afecto y de la cercanía. Afrontar el ejercicio en pareja mejora la motivación, ayuda a vencer la pereza, convierte el deber en placer.
Desde el punto de vista técnico, la ayuda de un compañero permite una serie de ejercicios distintos y nuevos, una serie de movimientos que de otra forma sería imposible realizar, con un tipo de estiramiento que hemos definido como *pasivo* y que permite estar totalmente relajado en todas las fases del movimiento.

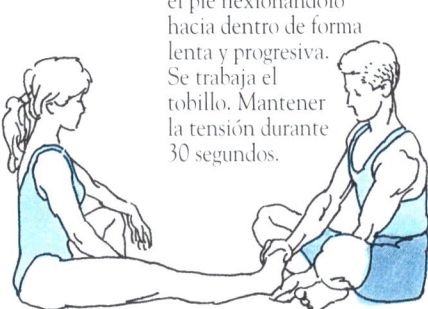

146. Sentados de frente, el compañero actúa sobre el pie flexionándolo hacia dentro de forma lenta y progresiva. Se trabaja el tobillo. Mantener la tensión durante 30 segundos.

150. Se trata de un ejercicio difícil, que exige habilidad. En la postura del "puente", sujetar los tobillos del compañero, que ejerce una tracción hacia arriba. Se trabaja la musculatura del abdomen. Mantener durante 20 segundos.

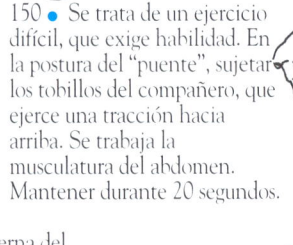

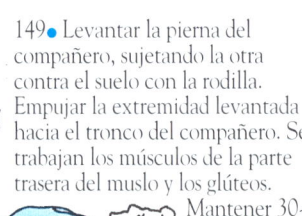

149. Levantar la pierna del compañero, sujetando la otra contra el suelo con la rodilla. Empujar la extremidad levantada hacia el tronco del compañero. Se trabajan los músculos de la parte trasera del muslo y los glúteos. Mantener 30-40 segundos.

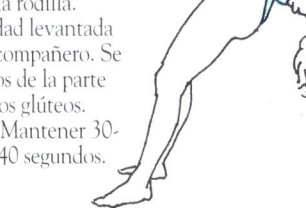

144• De rodillas, los brazos estirados, pedir al compañero que fuerce la apertura. Se trabajan el pecho, los hombros y la parte anterior del brazo. Mantener durante 30 segundos.

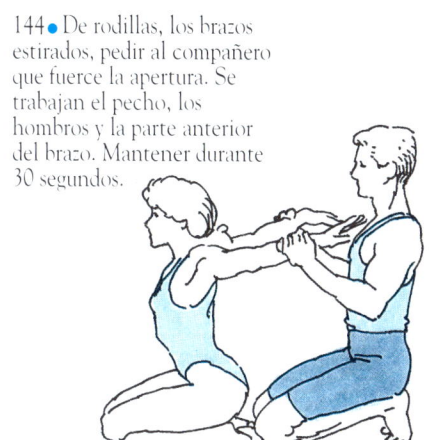

145• La acción del compañero tiende a empujar ambos codos hacia el interior del cuerpo. Se trabaja la articulación de los hombros. Mantener la postura durante 20-30 segundos.

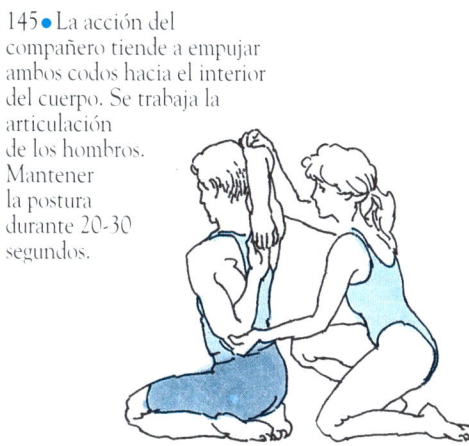

147• Tumbado en el suelo, apoyar la cabeza entre las rodillas del compañero con los brazos estirados por encima de la cabeza. Levantar la pelvis, llevar las piernas hacia el compañero y separarlas. Éste debe forzar su apertura empujando hacia abajo al mismo tiempo. Se trabaja la cara interna del muslo y la zona baja de la espalda. Mantener durante 40 segundos.

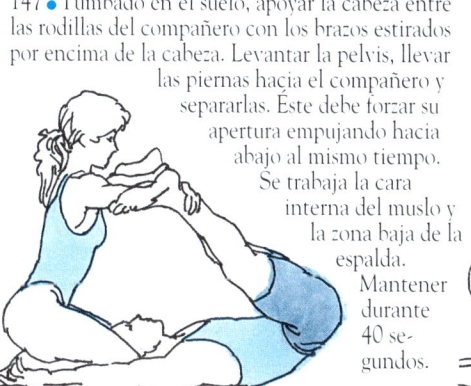

148• Tumbado en el suelo, en total relajación, con los pies juntos y sujetos entre las rodillas del compañero, éste ayuda a separar las piernas. Se trabaja la parte interior del muslo. Mantener la postura durante 30 segundos.

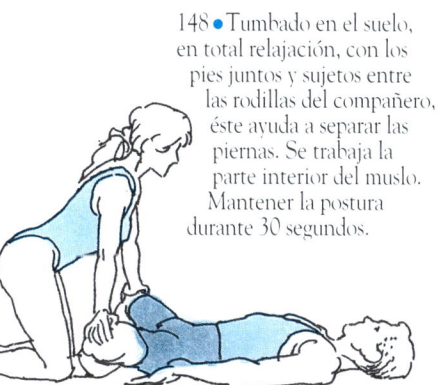

151• Totalmente estirado en el suelo, flexionar una pierna; la tarea del compañero consiste en forzar la flexión empujando el pie hacia el glúteo. Se trabaja la cara anterior del muslo. Mantener la postura durante 30 segundos.

152• Tumbado en total relajación, levantar la rodilla hacia el pecho. La tarea del compañero consiste en acentuar el empuje, manteniendo la otra pierna bien pegada al suelo. Se trabajan la pelvis y los glúteos. Mantener la postura durante 30-40 segundos.

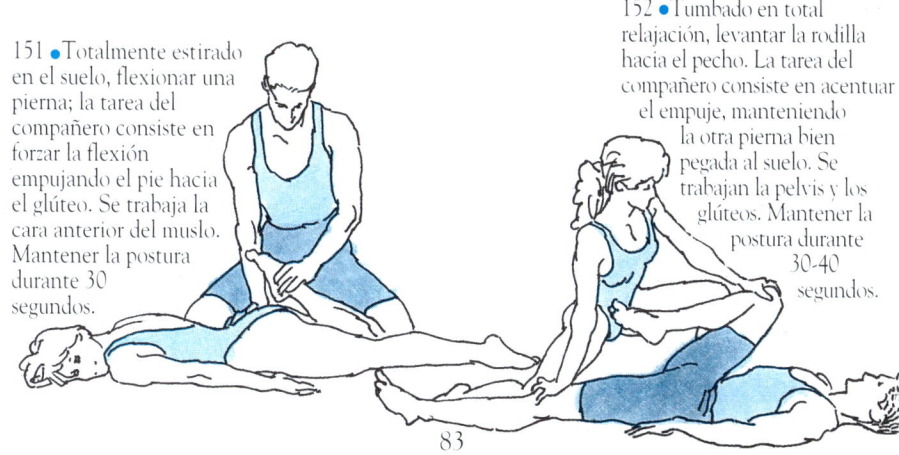

PARA EL PARTO

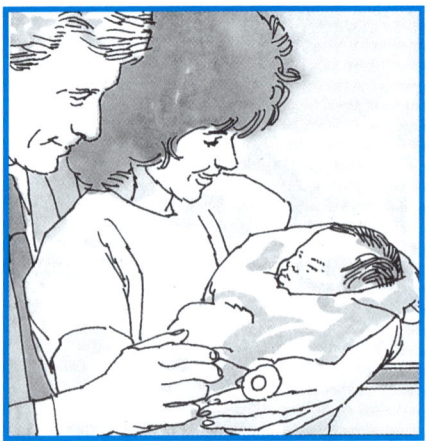

Agachada hasta casi sentarse en los talones, con los pies bien apoyados en el suelo, mantener largo rato la postura, tratando de relajar la espalda, los hombros y los brazos.

Ser madre es el gran acontecimiento en la vida de una mujer, con frecuencia largamente deseado, a veces problemático. El embarazo significa una gran revolución para todo el organismo femenino: el aparato circulatorio se modifica, el corazón aumenta su ritmo, incluso la respiración cambia, el sistema nervioso se hace más inestable, con episodios de ansiedad y depresión.
Aparecen además problemas relacionados con la inactividad, conocidos ya hace 4000 años, en el antiguo Egipto. Entonces ya se había descubierto que las esclavas hebreas, encargadas de trabajos arduos, daban a luz con más facilidad que sus amas, de vida sedentaria.

Sentada, las piernas muy separadas y, a ser posible, bien rectas; haciendo fuerza en la cara interna de los muslos acentuar la postura manteniendo el busto erguido. Mantener la tensión durante 15 segundos.

Sentada, con el busto bien erguido, sujetar la parte posterior del codo levantado a la altura de los hombros y empujar hacia el lado contrario. Mantener la tensión durante 15 segundos.

Apoyar las palmas de las manos una contra otra. En esta postura, bajarlas todo lo posible hasta dar con el estiramiento máximo. Mantener la tensión durante 15-20 segundos.

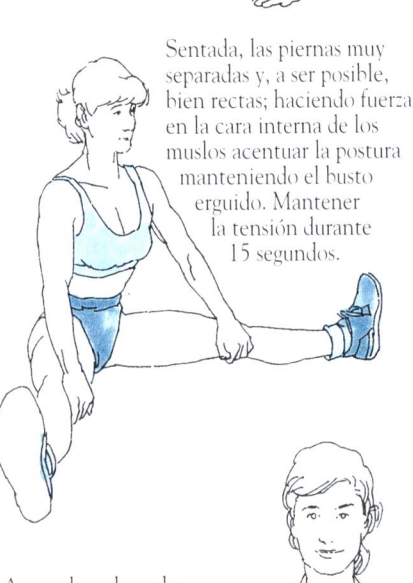

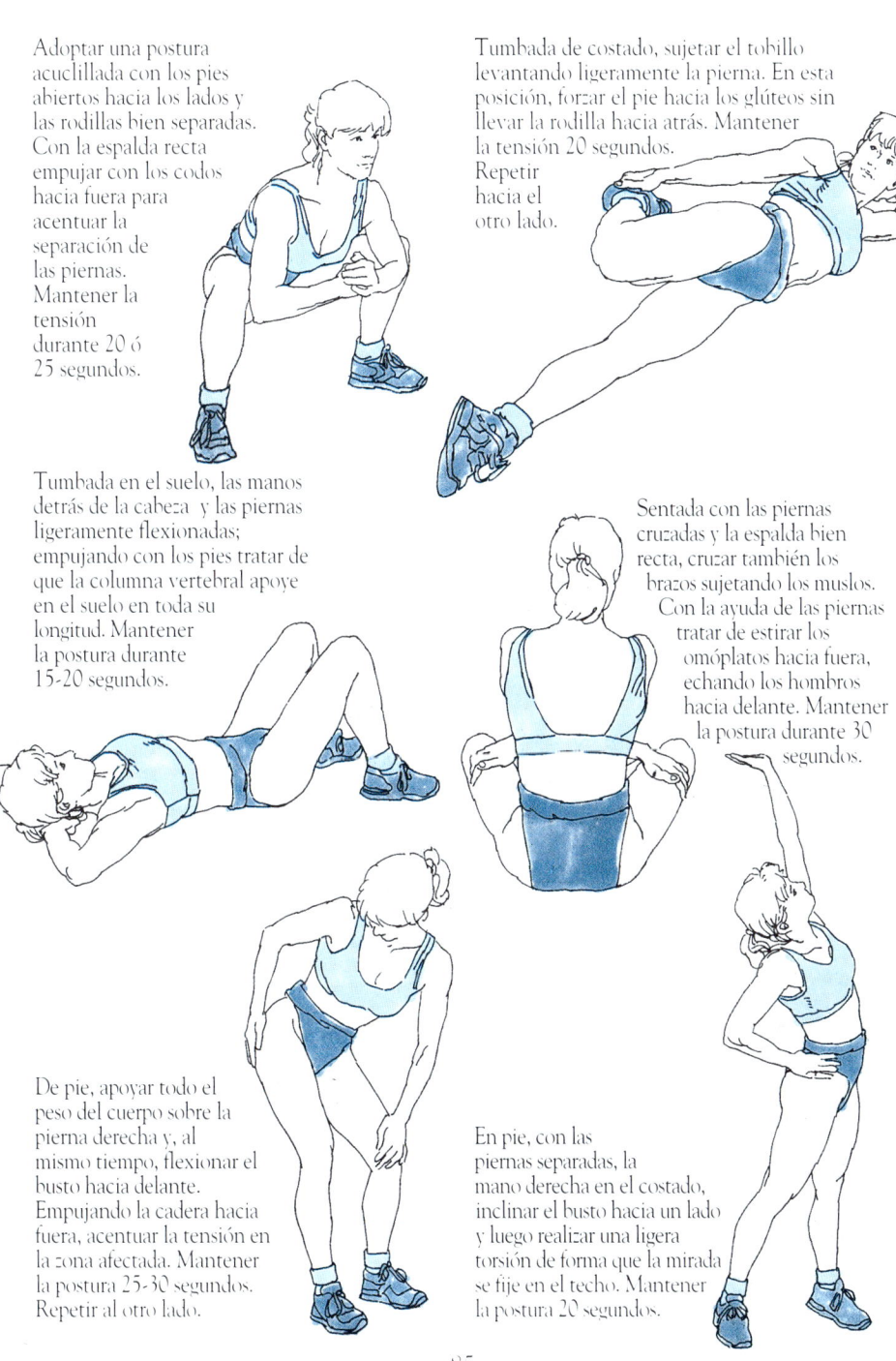

Adoptar una postura acuclillada con los pies abiertos hacia los lados y las rodillas bien separadas. Con la espalda recta empujar con los codos hacia fuera para acentuar la separación de las piernas. Mantener la tensión durante 20 ó 25 segundos.

Tumbada de costado, sujetar el tobillo levantando ligeramente la pierna. En esta posición, forzar el pie hacia los glúteos sin llevar la rodilla hacia atrás. Mantener la tensión 20 segundos. Repetir hacia el otro lado.

Tumbada en el suelo, las manos detrás de la cabeza y las piernas ligeramente flexionadas; empujando con los pies tratar de que la columna vertebral apoye en el suelo en toda su longitud. Mantener la postura durante 15-20 segundos.

Sentada con las piernas cruzadas y la espalda bien recta, cruzar también los brazos sujetando los muslos. Con la ayuda de las piernas tratar de estirar los omóplatos hacia fuera, echando los hombros hacia delante. Mantener la postura durante 30 segundos.

De pie, apoyar todo el peso del cuerpo sobre la pierna derecha y, al mismo tiempo, flexionar el busto hacia delante. Empujando la cadera hacia fuera, acentuar la tensión en la zona afectada. Mantener la postura 25-30 segundos. Repetir al otro lado.

En pie, con las piernas separadas, la mano derecha en el costado, inclinar el busto hacia un lado y luego realizar una ligera torsión de forma que la mirada se fije en el techo. Mantener la postura 20 segundos.

DESPUÉS DEL PARTO

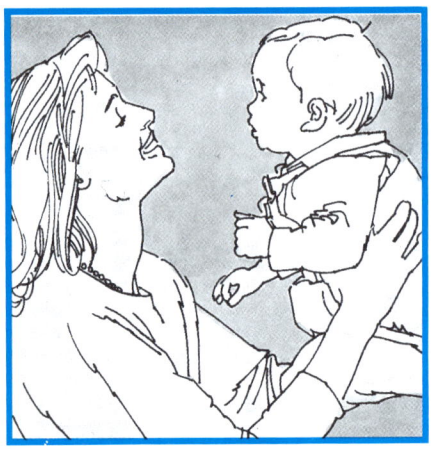

Piernas muy separadas en sentido sagital; manteniendo la pierna de delante totalmente vertical, estirar la otra hacia atrás todo lo posible, evitando apoyar la rodilla en el suelo. Manteniendo el equilibrio con las manos, tratar de acercar la pelvis al suelo. Mantener durante 15-20 segundos.

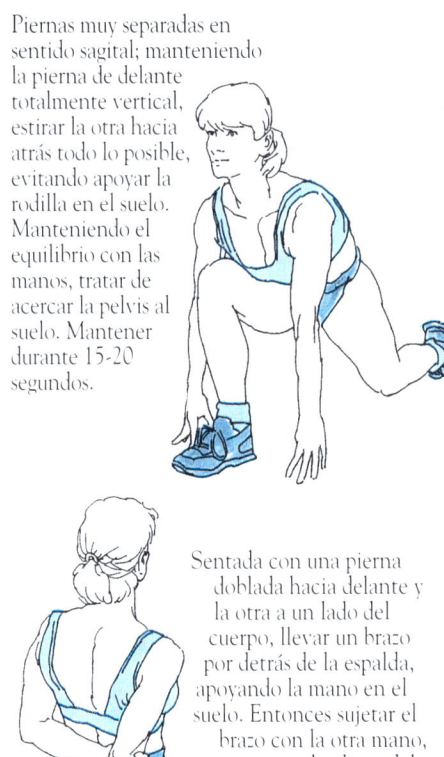

El principal objetivo consiste en recuperar el vigor y la energía y lograr poco a poco el máximo nivel de bienestar para afrontar los difíciles meses iniciales de la vida del niño y el período de lactancia. Hay que reforzar la parte superior del cuerpo para la actividad de tener en brazos al recién nacido mientras se le da el pecho, y hay que ayudar a los músculos de la pelvis y del abdomen a recuperar la situación previa al estiramiento sufrido. Tras un breve período inicial, durante el cual el stretching se realiza de forma tradicional, conviene pasar al método PNF.

Sentada con una pierna doblada hacia delante y la otra a un lado del cuerpo, llevar un brazo por detrás de la espalda, apoyando la mano en el suelo. Entonces sujetar el brazo con la otra mano, a la altura del codo y sin doblarlo, tirar hacia el interior del cuerpo. La postura ha de mantenerse durante 20 segundos.

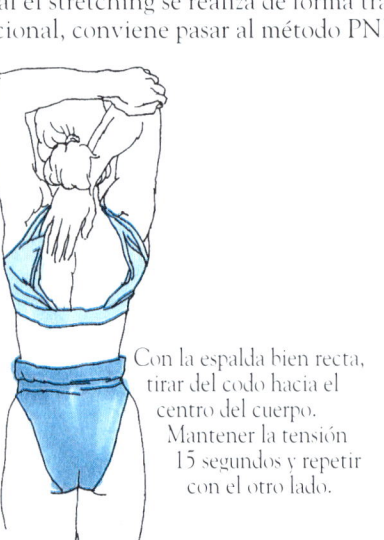

Con la espalda bien recta, tirar del codo hacia el centro del cuerpo. Mantener la tensión 15 segundos y repetir con el otro lado.

Tendida en el suelo, llevar la rodilla hacia el pecho sin levantar la pelvis, hasta conseguir la tensión deseada. La tensión se ha de mantener 25 segundos. Relajar y repetir con la otra pierna.

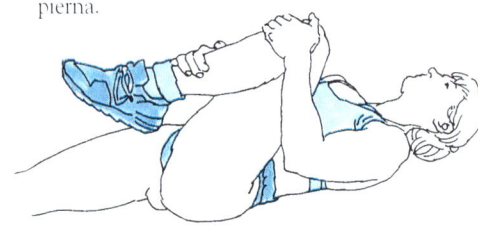

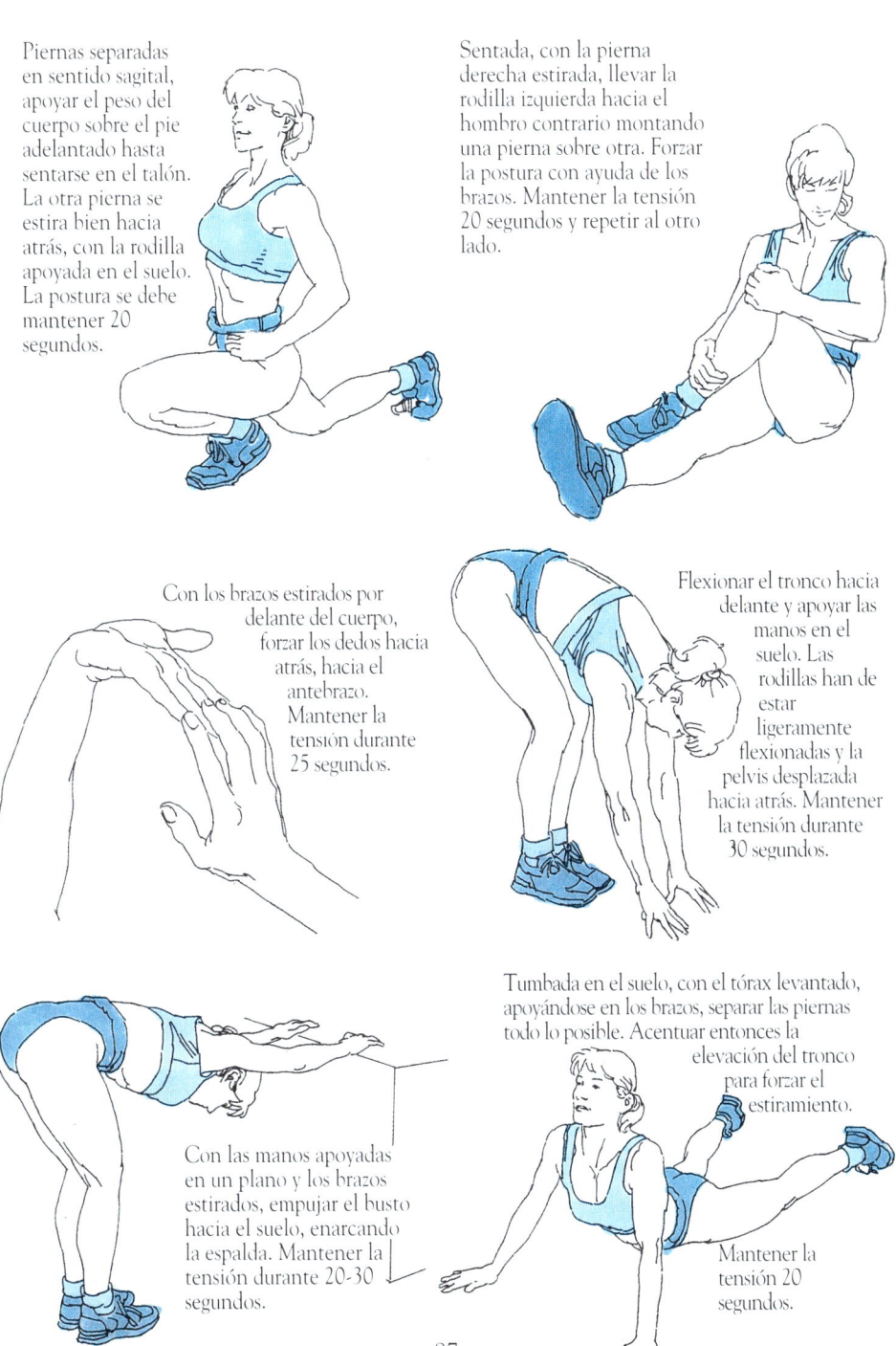

PARA UNA SEXUALIDAD MÁS GRATIFICANTE

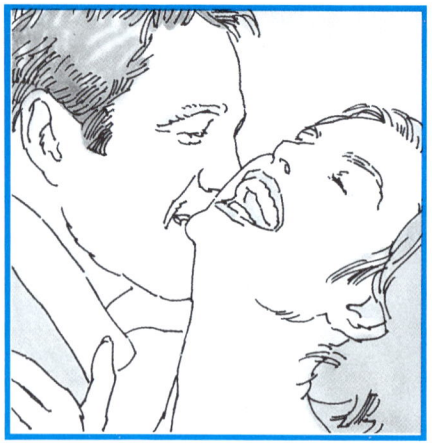

Ya sea un hecho meramente físico o la implicación ideal de cuerpo y mente, el sexo sufre la influencia de toda una serie de factores que el stretching ayuda a mejorar:
• Eliminando ansiedades y tensiones.
• Estableciendo una mejor relación con el propio cuerpo.
• Controlando gestos y movimientos de forma libre y flexible.
• Alimentando la conciencia de no desagradar a la pareja.
Son aspectos que mejoran tanto los instantes de ternura como los de ardiente pasión.

Tumbado en el suelo, las manos detrás de la cabeza y las piernas ligeramente flexionadas; empujando con los pies tratar de que la columna vertebral apoye en el suelo en toda su longitud. Mantener la postura durante 15-20 segundos.

Tumbado en el suelo, las piernas ligeramente levantadas y las manos en la nuca; levantar la cabeza hasta tocar el pecho con la barbilla. Mantener durante 20 segundos.

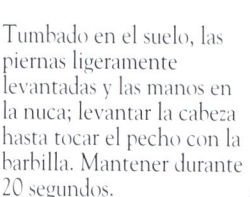

De rodillas, apoyar la cara y un brazo en el suelo hacia un lado. El otro brazo está plegado y la mano apoyada en el suelo. La acción se lleva a cabo en el brazo bien extendido bajando el hombro todo lo posible. Mantener la postura durante 20 segundos.

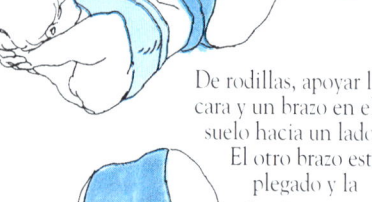

Tumbado en el suelo, con un brazo estirado junto al cuerpo, girar la pelvis hasta montar la pierna derecha por encima de la izquierda. Mantener bien estirada la pierna levantada y, con ayuda de la mano, tratar de acercarla al suelo. Mantener la tensión 15 segundos.

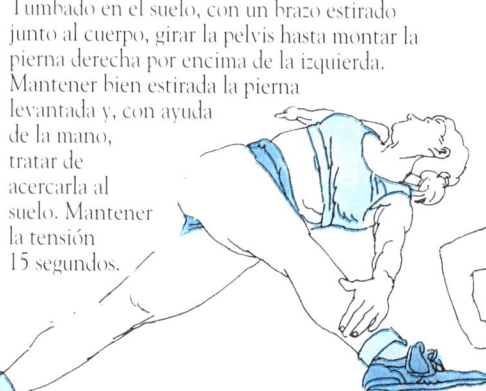

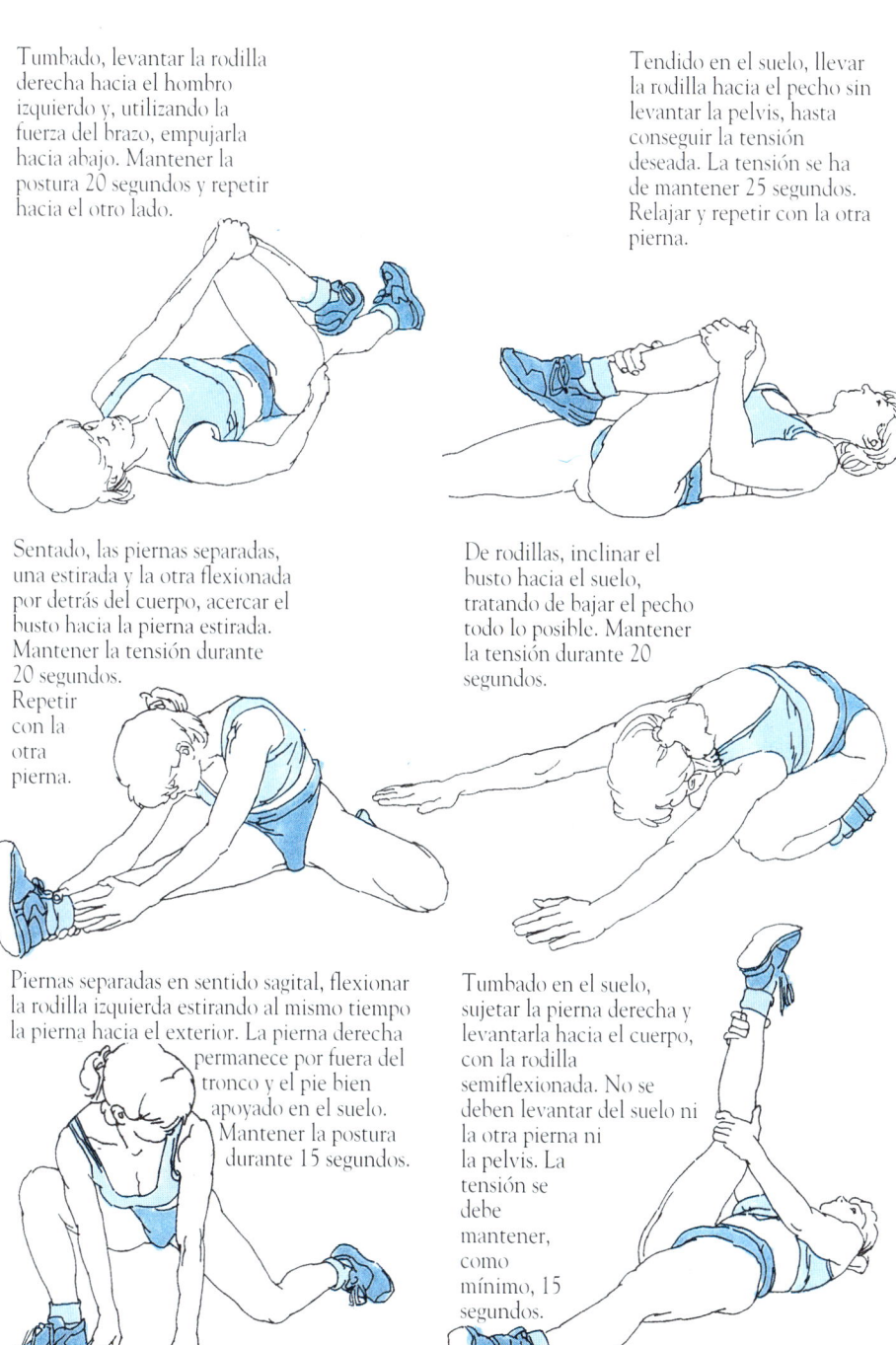

Tumbado, levantar la rodilla derecha hacia el hombro izquierdo y, utilizando la fuerza del brazo, empujarla hacia abajo. Mantener la postura 20 segundos y repetir hacia el otro lado.

Tendido en el suelo, llevar la rodilla hacia el pecho sin levantar la pelvis, hasta conseguir la tensión deseada. La tensión se ha de mantener 25 segundos. Relajar y repetir con la otra pierna.

Sentado, las piernas separadas, una estirada y la otra flexionada por detrás del cuerpo, acercar el busto hacia la pierna estirada. Mantener la tensión durante 20 segundos. Repetir con la otra pierna.

De rodillas, inclinar el busto hacia el suelo, tratando de bajar el pecho todo lo posible. Mantener la tensión durante 20 segundos.

Piernas separadas en sentido sagital, flexionar la rodilla izquierda estirando al mismo tiempo la pierna hacia el exterior. La pierna derecha permanece por fuera del tronco y el pie bien apoyado en el suelo. Mantener la postura durante 15 segundos.

Tumbado en el suelo, sujetar la pierna derecha y levantarla hacia el cuerpo, con la rodilla semiflexionada. No se deben levantar del suelo ni la otra pierna ni la pelvis. La tensión se debe mantener, como mínimo, 15 segundos.

PARA LA LUMBALGIA

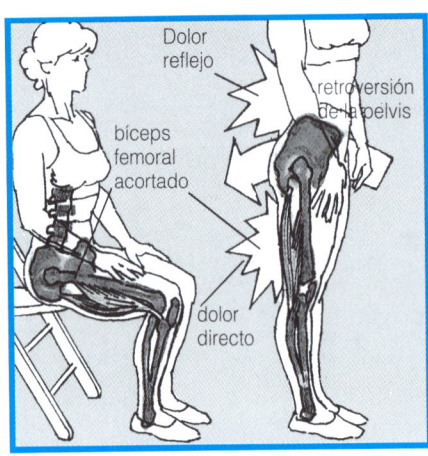

Agachados hasta casi sentarse en los talones, con los pies bien apoyados en el suelo, mantener largo rato la postura, tratando de relajar la espalda, los hombros y los brazos.

El dolor de espalda es una molestia que afecta a mucha gente y, cuando no se debe a una patología concreta, suele guardar relación con la falta de actividad física.
En la ilustración se puede observar con claridad cómo el estar sentado altera el equilibrio normal de la pelvis respecto a la columna vertebral. Surge entonces el característico dolor de espalda, la "lumbalgia del sedentario".
La terapia es sencilla: muchos ejercicios de estiramiento para la parte posterior del muslo y un buen tono en su parte delantera, en la espalda y en el dorso.

Tumbado en el suelo, aferrar con ambas manos la pierna, manteniendo la rodilla ligeramente flexionada. Tratar de acercar la pierna al cuerpo todo lo posible sin levantar la pelvis del suelo. La tensión se ha de mantener 30 segundos.

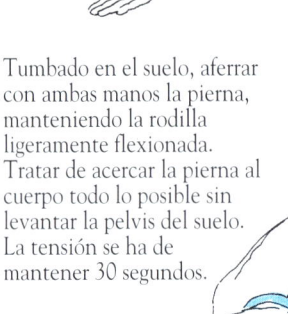

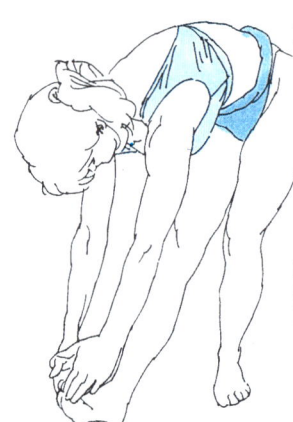

De pie, flexionar una rodilla estirando la otra pierna hacia el frente. Sujetar con ambas manos la punta del pie levantado y flexionar hacia el cuerpo. Mantener la postura 15-20 segundos. Repetir con la otra pierna.

Flexionar el tronco hacia delante y apoyar las manos en el suelo. Las rodillas han de estar ligeramente flexionadas y la pelvis desplazada hacia atrás. Mantener la tensión durante 30 segundos.

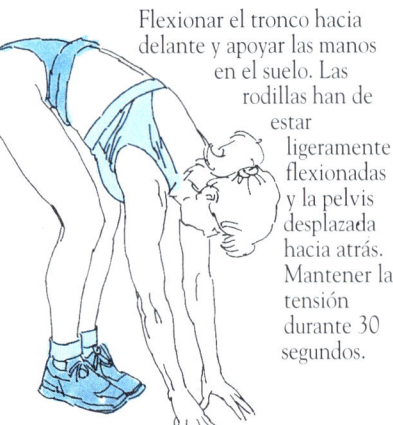

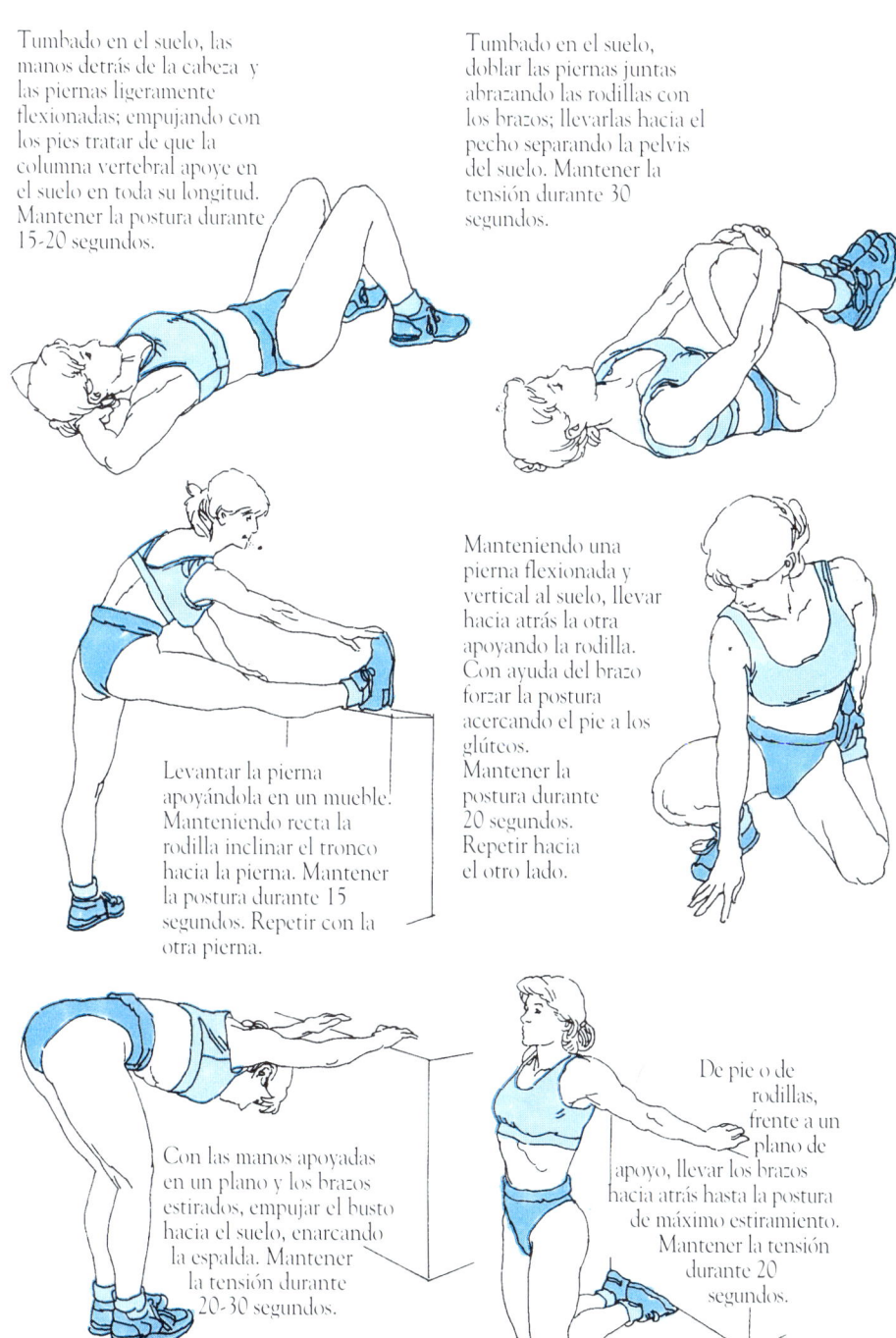

CONTRA EL SEDENTARISMO

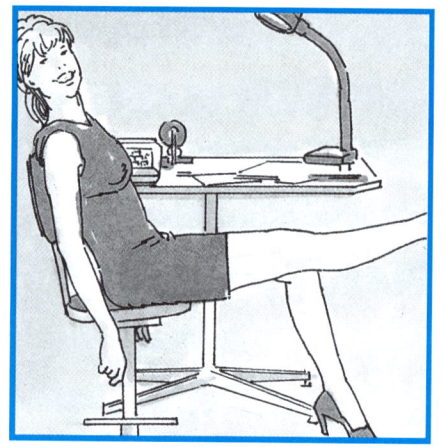

En el suelo, encogidos con las rodillas lo más pegadas posible al pecho, levantar la pelvis y la cabeza para acentuar la curvatura de la espalda. Mantener la postura 20-30 segundos.

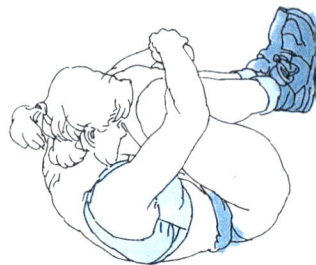

Los problemas relacionados con el sedentarismo son múltiples y complejos, pero una actividad física inteligente, moderada y frecuente, frena la degeneración de las articulaciones, mejora el tono muscular y, en consecuencia, la circulación (recordemos que los músculos son las "bombas" periféricas que ayudan al corazón a realizar la tarea que, él solo, no podría cumplimentar), conserva la elasticidad y fortaleza de los huesos, constituidos por tejido vivo y alimentado por la circulación y no por un material inerte.

Sentado, con el tronco bien erguido, sujetar la parte posterior del codo situado a la altura de los hombros y empujar hacia el lado contrario. Mantener la postura durante 15 segundos.

Apoyado en una pared, echar hacia atrás la pierna izquierda con el talón bien apoyado en el suelo. Desplazando el cuerpo hacia delante y con una ligera flexión de la rodilla estirar la pantorrilla. Mantener la postura 20-25 segundos y repetir con la otra pierna.

Manteniendo la mano abierta con los dedos separados, forzar el pulgar hacia la muñeca. Mantener la postura durante 20 segundos.

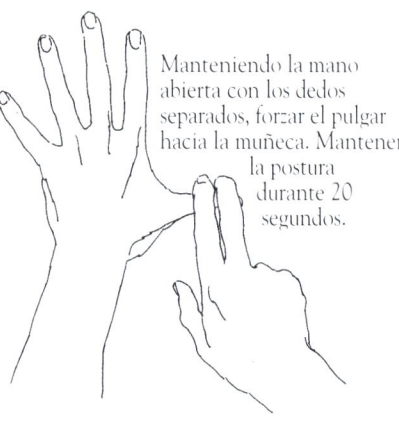

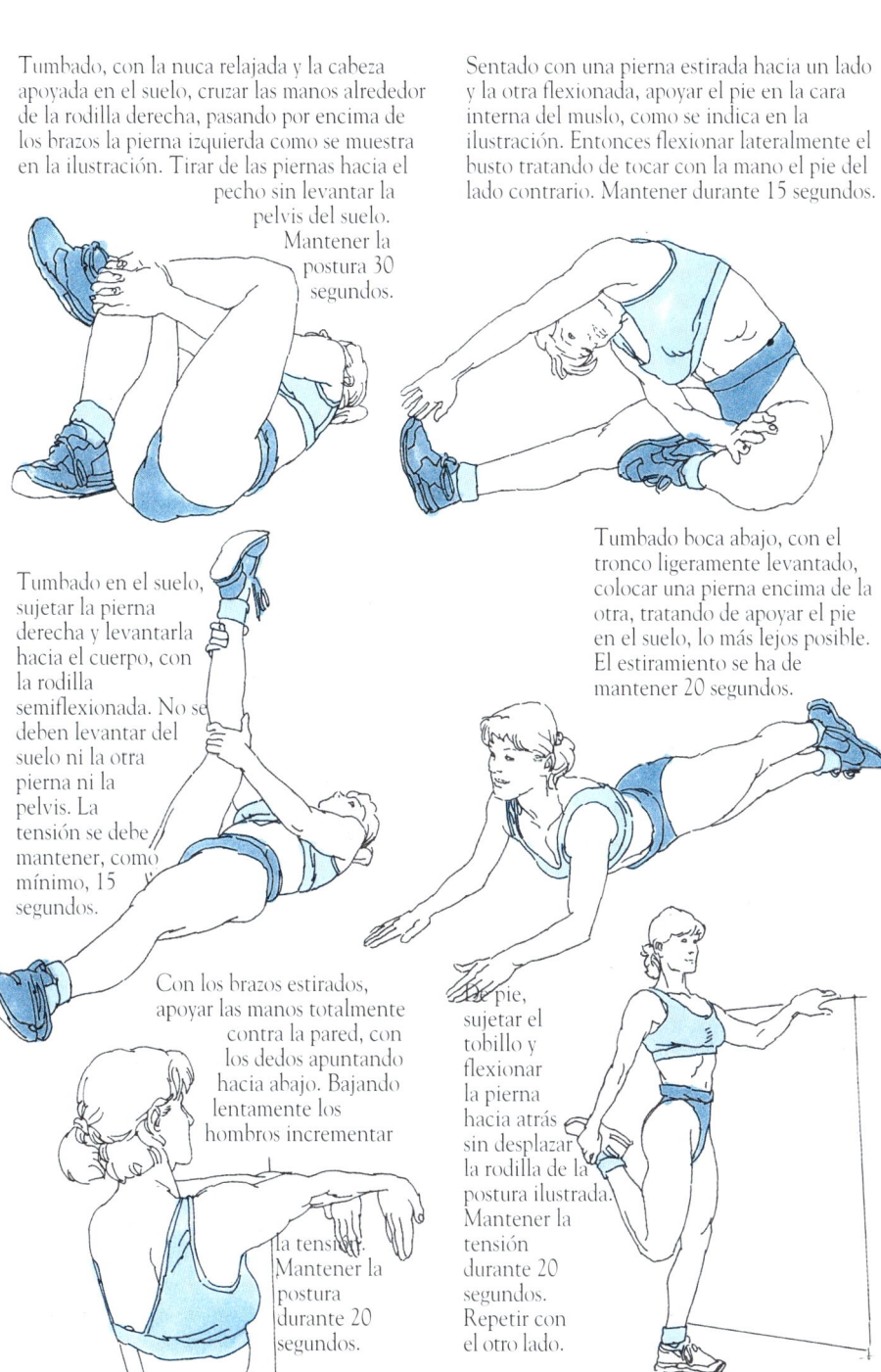

Tumbado, con la nuca relajada y la cabeza apoyada en el suelo, cruzar las manos alrededor de la rodilla derecha, pasando por encima de los brazos la pierna izquierda como se muestra en la ilustración. Tirar de las piernas hacia el pecho sin levantar la pelvis del suelo. Mantener la postura 30 segundos.

Sentado con una pierna estirada hacia un lado y la otra flexionada, apoyar el pie en la cara interna del muslo, como se indica en la ilustración. Entonces flexionar lateralmente el busto tratando de tocar con la mano el pie del lado contrario. Mantener durante 15 segundos.

Tumbado en el suelo, sujetar la pierna derecha y levantarla hacia el cuerpo, con la rodilla semiflexionada. No se deben levantar del suelo ni la otra pierna ni la pelvis. La tensión se debe mantener, como mínimo, 15 segundos.

Tumbado boca abajo, con el tronco ligeramente levantado, colocar una pierna encima de la otra, tratando de apoyar el pie en el suelo, lo más lejos posible. El estiramiento se ha de mantener 20 segundos.

Con los brazos estirados, apoyar las manos totalmente contra la pared, con los dedos apuntando hacia abajo. Bajando lentamente los hombros incrementar la tensión. Mantener la postura durante 20 segundos.

De pie, sujetar el tobillo y flexionar la pierna hacia atrás sin desplazar la rodilla de la postura ilustrada. Mantener la tensión durante 20 segundos. Repetir con el otro lado.

PARA LOS DOLORES CERVICALES

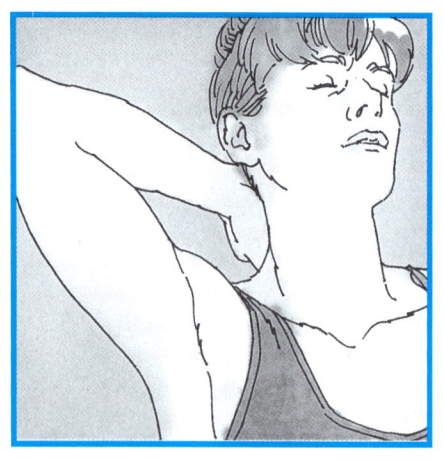

Las manos en la nuca, forzar hacia delante y hacia abajo la cabeza. La tensión se debe mantener durante 20-25 segundos.

Localización frecuente de dolorosas molestias, el cuello es una parte delicada de nuestro cuerpo. Antes de comenzar un entrenamiento de cualquier tipo, es importante descubrir si el origen del dolor son las tensiones psicofísicas o bien fenómenos degenerativos, como por ejemplo la artrosis.

En el primer caso, es indudable que una amplia gama de ejercicios de estiramiento constituye el remedio esencial y sin contraindicaciones. En otros casos, hay que comprobar con prudencia y bajo vigilancia médica si hay ejercicios que conviene evitar y hasta qué punto. Las rotaciones del cuello y las flexiones hacia delante se pueden realizar, aunque con precaución.

Sentado, apoyar en el suelo la palma de las manos con las puntas de los dedos hacia atrás. Desplazar hacia atrás los hombros para acentuar el estiramiento. Mantener la tensión durante 20 segundos.

Con la espalda bien recta, cruzar los brazos por encima de la cabeza empujando las manos una contra otra. Mantener la postura durante 20 segundos.

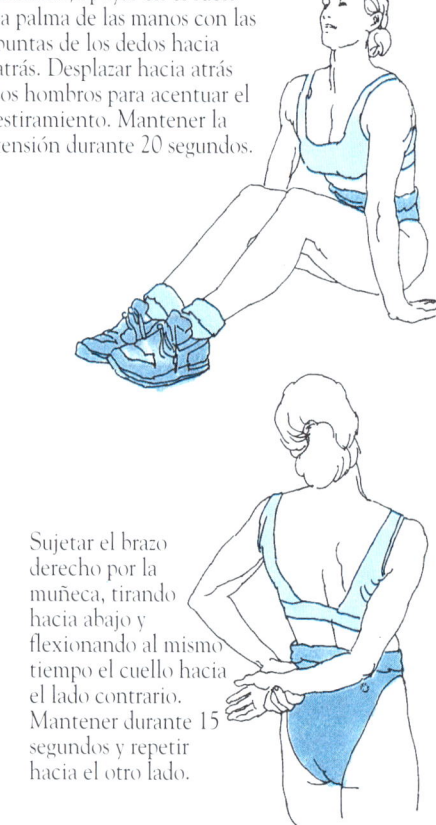

Sujetar el brazo derecho por la muñeca, tirando hacia abajo y flexionando al mismo tiempo el cuello hacia el lado contrario. Mantener durante 15 segundos y repetir hacia el otro lado.

Sentado y relajado, bajar suavemente la cabeza aprovechando su peso en una dirección oblicua con respecto al hombro. Mantener la postura durante 30 segundos.

Con una mano en la cabeza, ejercer una tracción lateral manteniendo los hombros firmes. Mantener la postura durante 20 segundos.

Sentado, con los glúteos bien apoyados en el suelo y las piernas dobladas hacia un lado como en la ilustración, realizar una torsión del busto ayudándose con los brazos. Mantener la tensión 20 segundos y repetir hacia el otro lado.

Entrelazar los dedos por detrás de la espalda. Sin flexionar el tronco, girar los codos hacia el interior y, al mismo tiempo, levantar los brazos. Mantener la postura durante 15 segundos.

Entrelazar los dedos manteniendo los brazos estirados hacia delante y por encima de la cabeza. Mantener la tensión durante 15 segundos.

Con los brazos estirados hacia delante, entrelazar los dedos girando las muñecas hacia el exterior. Tratar de acercar los brazos todo lo posible sin girarlos. Realizar durante 20-30 segundos.

PARA LA MOUNTAIN BIKE

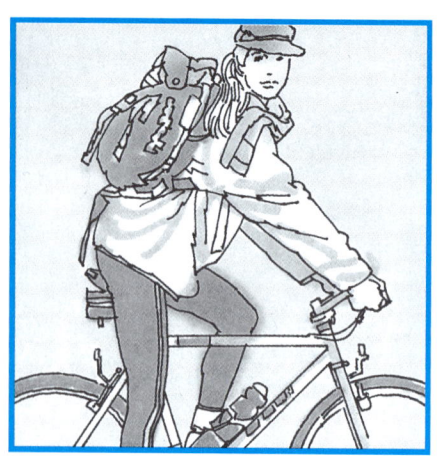

Agachado hasta casi sentarse en los talones, con los pies bien apoyados en el suelo, mantener largo rato la postura, tratando de relajar la espalda, los hombros y los brazos.

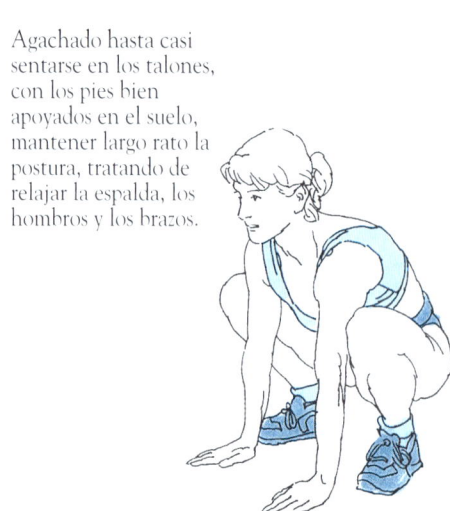

Actividad actual y fascinante, permite un perfecto desarrollo del buen funcionamiento físico en contacto directo con la naturaleza. La parte baja de la espalda realiza un esfuerzo especial debido a la postura y a los golpes que, de forma inevitable, se sufren en un recorrido "campo a través": en consecuencia, debe ser el centro de nuestros cuidados. La musculatura dorsal, de los brazos, de la pelvis y, sobre todo, de los muslos, realiza un esfuerzo continuo y muy intenso, que se debe recuperar con rapidez.

Sentado, las piernas muy separadas y, a ser posible, bien rectas; haciendo fuerza en la cara interna de los muslos acentuar la postura manteniendo el busto erguido.

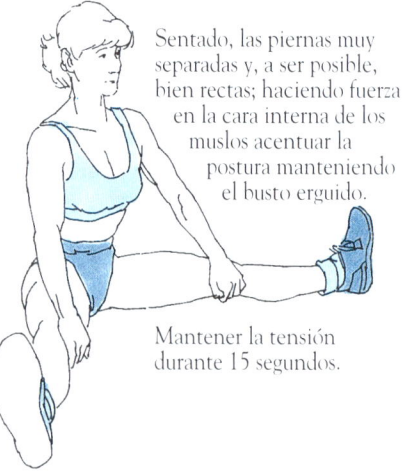

Mantener la tensión durante 15 segundos.

De pie con las piernas separadas y los brazos por encima de la cabeza, tirar del brazo derecho hacia la nuca y, al mismo tiempo, flexionar el tronco hacia la izquierda. Mantener la tensión durante 20 segundos y repetir hacia el otro lado.

Doblar suavemente el tobillo ejerciendo fuerza en el empeine. Mantener la postura durante 30 segundos.

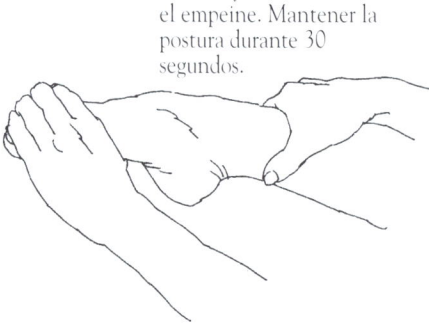

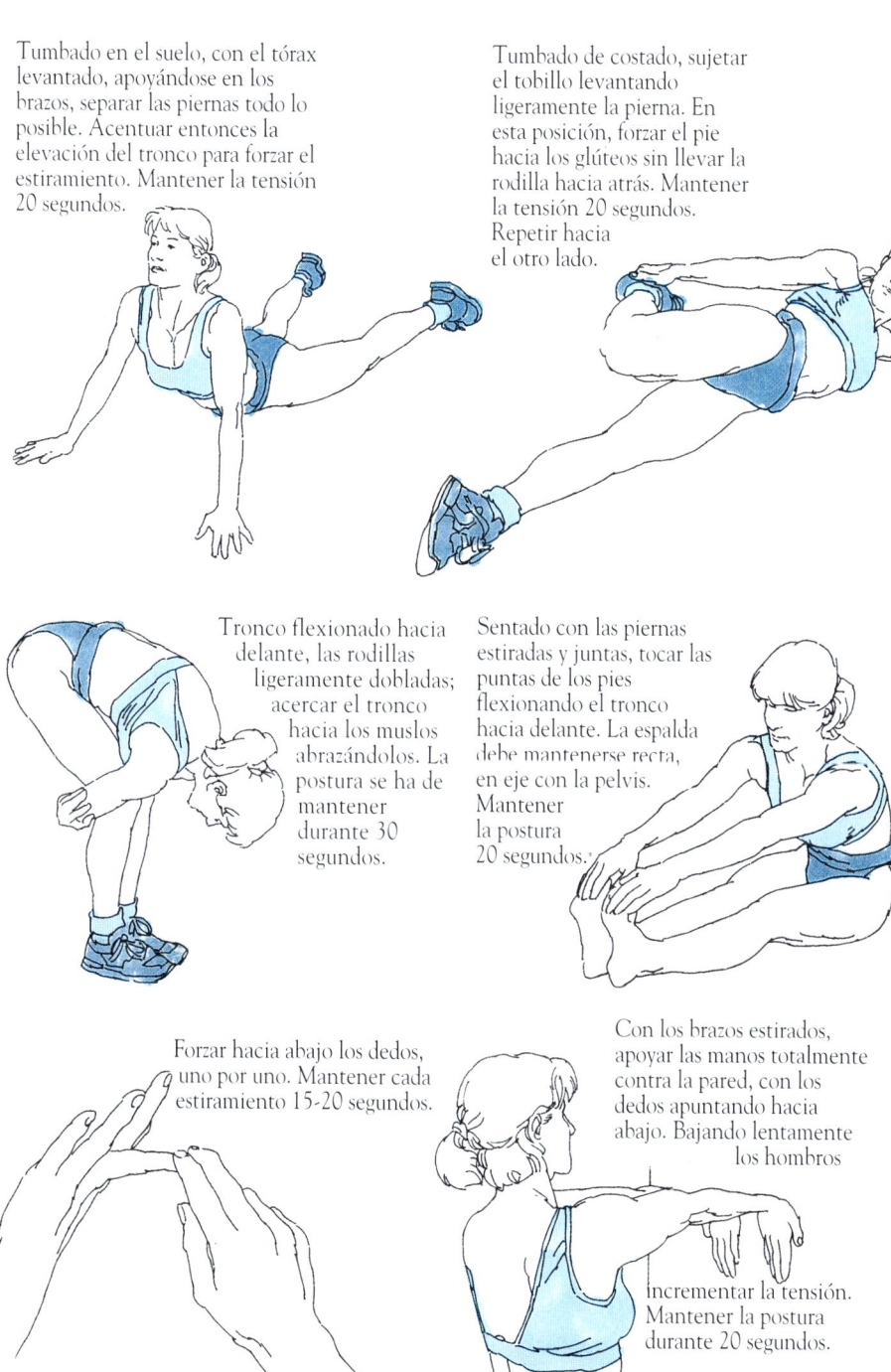

Tumbado en el suelo, con el tórax levantado, apoyándose en los brazos, separar las piernas todo lo posible. Acentuar entonces la elevación del tronco para forzar el estiramiento. Mantener la tensión 20 segundos.

Tumbado de costado, sujetar el tobillo levantando ligeramente la pierna. En esta posición, forzar el pie hacia los glúteos sin llevar la rodilla hacia atrás. Mantener la tensión 20 segundos. Repetir hacia el otro lado.

Tronco flexionado hacia delante, las rodillas ligeramente dobladas; acercar el tronco hacia los muslos abrazándolos. La postura se ha de mantener durante 30 segundos.

Sentado con las piernas estiradas y juntas, tocar las puntas de los pies flexionando el tronco hacia delante. La espalda debe mantenerse recta, en eje con la pelvis. Mantener la postura 20 segundos.

Forzar hacia abajo los dedos, uno por uno. Mantener cada estiramiento 15-20 segundos.

Con los brazos estirados, apoyar las manos totalmente contra la pared, con los dedos apuntando hacia abajo. Bajando lentamente los hombros incrementar la tensión. Mantener la postura durante 20 segundos.

PARA EL ESQUÍ

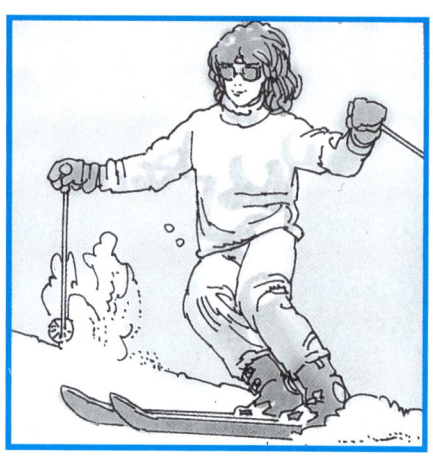

Apoyar una rodilla en el suelo y echar el cuerpo hacia delante levantando el talón unos centímetros. Utilizando el peso del cuerpo intentar que el talón apoye de nuevo en el suelo sin desplazar el cuerpo hacia atrás. Mantener 30 segundos.

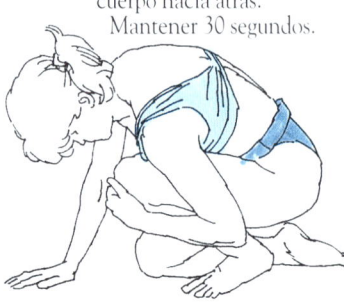

Deporte muy popular, el esquí exige, sin embargo, cautela y precauciones. Con un esfuerzo, sin duda importante, a nivel muscular, se practica en cotas altas y, por lo tanto, en condiciones especiales, con una presencia rarefacta de oxígeno. Hay que prestar una atención especial a los esfuerzos, duros y peligrosos, que realizan rodillas y tobillos. Se trata casi siempre de movimientos de torsión para los que no están preparadas las articulaciones de las piernas, creadas para operar en un plano muy concreto.

Tumbado en el suelo, con una pierna extendida, levantar la otra llevándola hacia atrás y hacia el lado contrario del cuerpo. Mantener la postura 20 segundos.

Piernas muy separadas en sentido sagital; manteniendo la pierna de delante totalmente vertical, estirar la otra hacia atrás todo lo posible, evitando apoyar la rodilla en el suelo. Manteniendo el equilibrio con las manos, tratar de acercar la pelvis al suelo. Mantener durante 15-20 segundos.

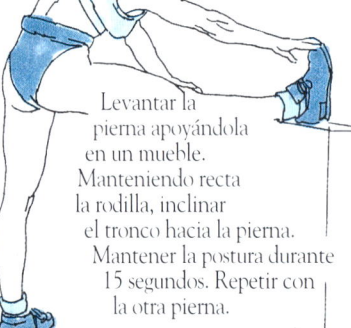

Levantar la pierna apoyándola en un mueble. Manteniendo recta la rodilla, inclinar el tronco hacia la pierna. Mantener la postura durante 15 segundos. Repetir con la otra pierna.

Doblar suavemente el tobillo ejerciendo fuerza en el empeine. Mantener la postura durante 30 segundos.

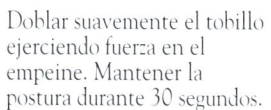

Sentado, las piernas separadas, una estirada y la otra flexionada por detrás del cuerpo, acercar el busto hacia la pierna estirada. Mantener la tensión durante 20 segundos. Repetir con la otra pierna.

La postura debe permitir la máxima relajación. Es un ejercicio muy instintivo y natural que puede surgir de forma espontánea, por ejemplo al despertarse. Tumbado, tratar de estirar todo el cuerpo con los brazos por encima de la cabeza. Mantener la postura 30 segundos.

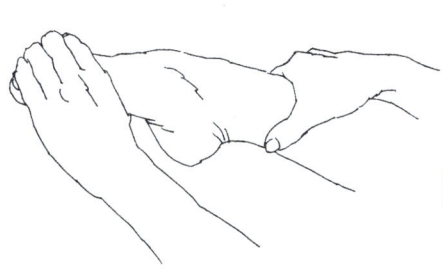

Tumbados en el suelo, sujetar el tobillo tirando de la pierna hacia el glúteo sin levantar la rodilla del suelo. La tensión debe mantenerse durante 30-40 segundos. Repetir con la otra pierna.

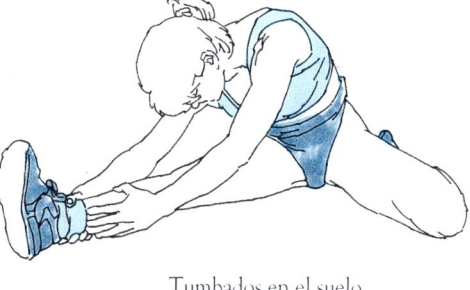

Sentado, con las piernas cruzadas, flexionar el busto hacia un lado hasta apoyar el antebrazo en el suelo. Mantener la tensión 15 segundos. Repetir hacia el otro lado.

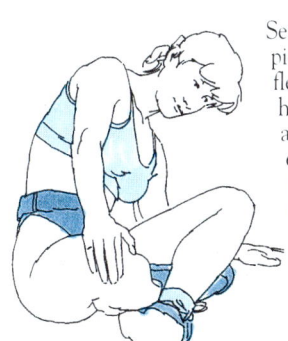

Con los brazos estirados hacia delante, entrelazar los dedos girando las muñecas hacia el exterior. Tratar de acercar los brazos todo lo posible sin girarlos. Realizar durante 20-30 segundos.

PARA EL SQUASH Y EL TENIS

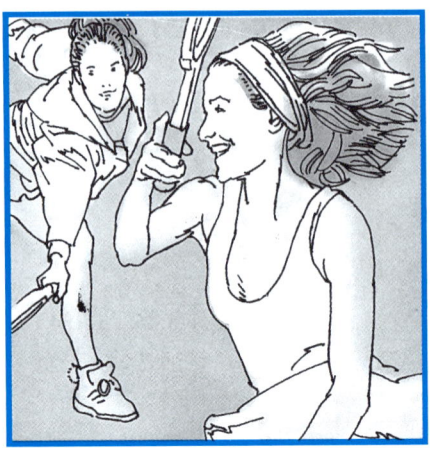

Con las piernas separadas y las manos cruzadas por detrás de la espalda, flexionar el busto hacia delante y hacia abajo, levantando al mismo tiempo los brazos hacia arriba. Mantener la postura durante 20 segundos.

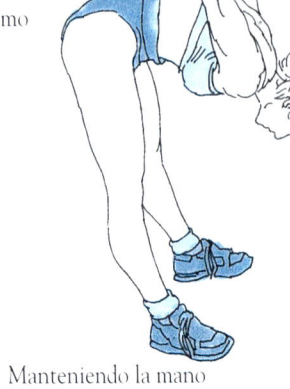

Estas dos actividades deportivas se caracterizan por la utilización unilateral de una sola extremidad y, en consecuencia, por una pérdida de simetría y de equilibrio artromuscular. En la articulación del codo el esfuerzo está a cargo, sobre todo, del músculo posterior del brazo, el tríceps, mientras que su antagonista recibe escasos estímulos. Se altera de esta forma el equilibrio artromuscular hasta la aparición de molestas inflamaciones (el denominado "codo de tenista") que, de hecho, impiden seguir con la actividad. Los ejercicios de stretching tienen que centrarse, en consecuencia, en el estiramiento del tríceps, mientras que el bíceps se debe reforzar con el empleo de pesas, manillares o volantes. También hay que cuidar el abdomen, la espalda y las piernas.

Manteniendo la mano abierta con los dedos separados, forzar el pulgar hacia la muñeca. Mantener la postura durante 20 segundos.

De rodillas, inclinar el busto hacia el suelo, tratando de bajar el pecho todo lo posible. Mantener la tensión durante 20 segundos.

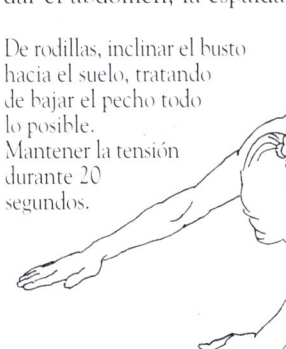

Manteniendo una pierna flexionada y vertical al suelo, llevar hacia atrás la otra apoyando la rodilla. Con ayuda del brazo forzar la postura acercando el pie a los glúteos. Mantener la postura durante 20 segundos. Repetir hacia el otro lado.

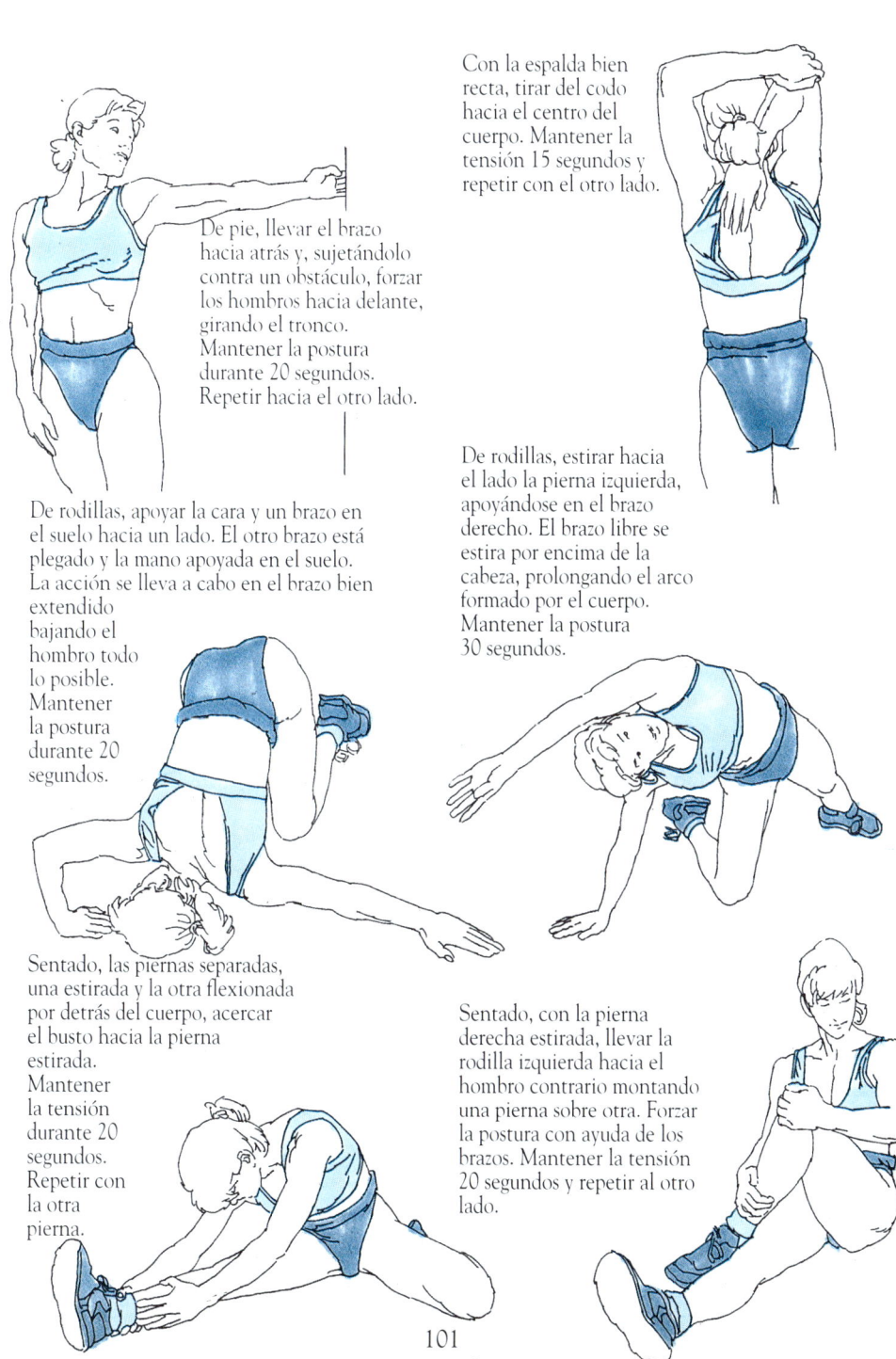

PARA EL CARDIO-FIT

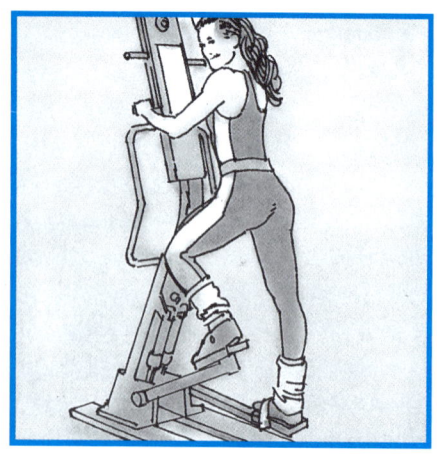

Situar la cara hacia arriba echando bien atrás la cabeza. Mantener la postura 20-30 segundos.

El cardio-fit es una actividad física que se practica, sobre todo, en el gimnasio y cuya finalidad consiste en mejorar el funcionamiento de los sistemas circulatorio y respiratorio. Se caracteriza por el empleo de pequeños pesos alternados y otros equipos más concretamente aeróbicos, como la bicicleta estática o el simulador de escaleras. Esta forma nueva de ejercicio, constituida por episodios de trabajo separados por recuperaciones muy cortas, tiene la ventaja adicional de desarrollar el tono muscular de todo el cuerpo.

Tumbado en el suelo, con los hombros bien apoyados, el brazo estirado hacia un lado, realizar una torsión del tronco llevando hacia el lado la pierna flexionada. Con ayuda de la mano forzar la rodilla hacia el suelo. Mantener la tensión durante 20 segundos.

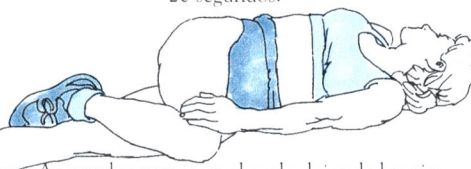

Apoyado en una pared, echar hacia atrás la pierna izquierda con el talón bien apoyado en el suelo. Desplazando el cuerpo hacia delante y con una ligera flexión de la rodilla, estirar la pantorrilla. Mantener la postura 20-25 segundos y repetir con la otra pierna.

Apoyar las manos en el suelo, lejos de los pies hasta adoptar la postura indicada en la ilustración. Levantar entonces una pierna y apoyarla en la otra que se mantiene bien recta. El ejercicio afecta también a las pantorrillas. Mantener la postura durante 20 segundos.

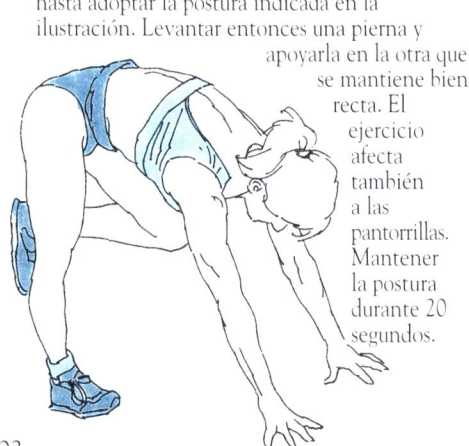

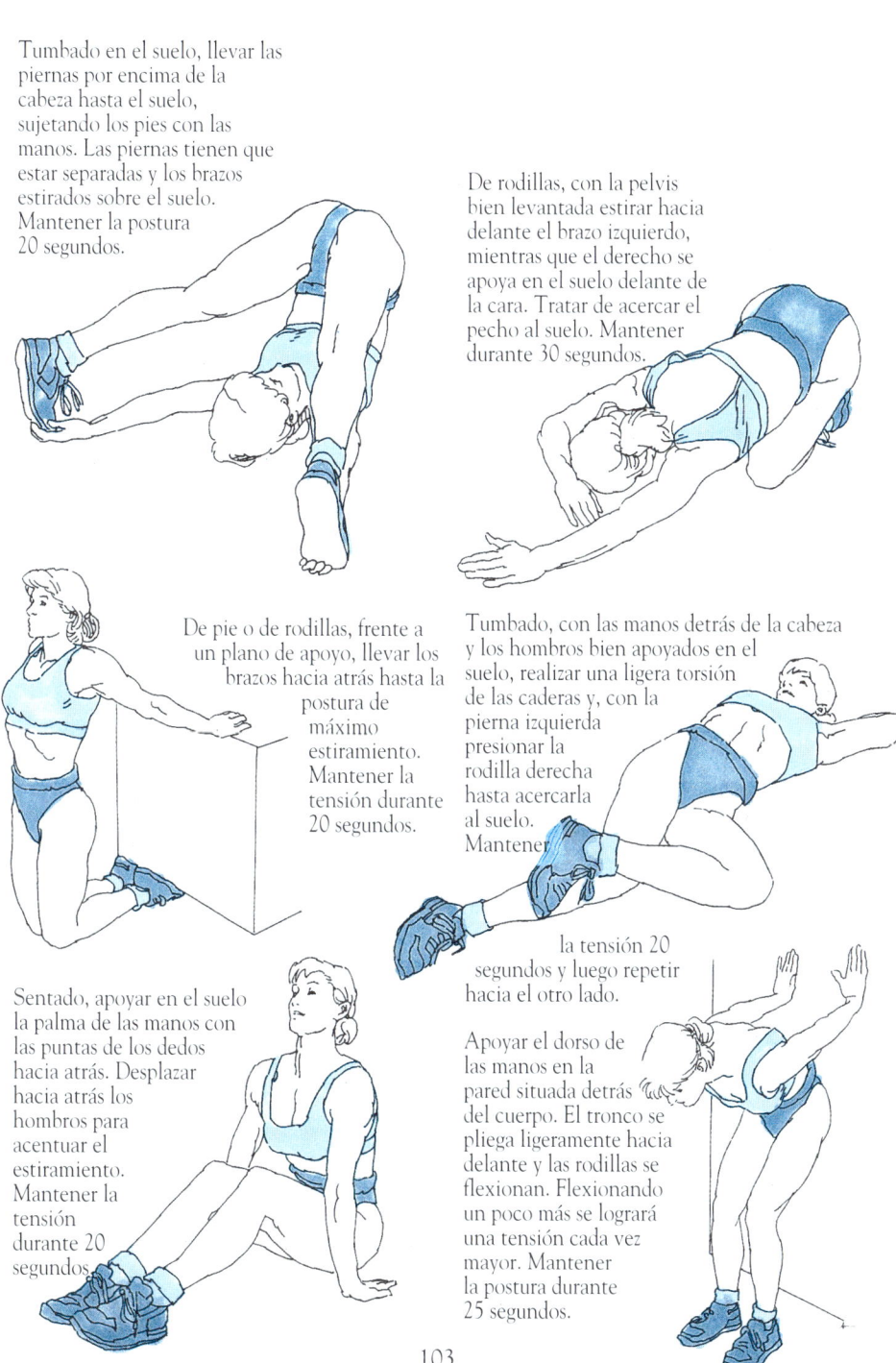

Tumbado en el suelo, llevar las piernas por encima de la cabeza hasta el suelo, sujetando los pies con las manos. Las piernas tienen que estar separadas y los brazos estirados sobre el suelo. Mantener la postura 20 segundos.

De rodillas, con la pelvis bien levantada estirar hacia delante el brazo izquierdo, mientras que el derecho se apoya en el suelo delante de la cara. Tratar de acercar el pecho al suelo. Mantener durante 30 segundos.

De pie o de rodillas, frente a un plano de apoyo, llevar los brazos hacia atrás hasta la postura de máximo estiramiento. Mantener la tensión durante 20 segundos.

Tumbado, con las manos detrás de la cabeza y los hombros bien apoyados en el suelo, realizar una ligera torsión de las caderas y, con la pierna izquierda presionar la rodilla derecha hasta acercarla al suelo. Mantener la tensión 20 segundos y luego repetir hacia el otro lado.

Sentado, apoyar en el suelo la palma de las manos con las puntas de los dedos hacia atrás. Desplazar hacia atrás los hombros para acentuar el estiramiento. Mantener la tensión durante 20 segundos.

Apoyar el dorso de las manos en la pared situada detrás del cuerpo. El tronco se pliega ligeramente hacia delante y las rodillas se flexionan. Flexionando un poco más se logrará una tensión cada vez mayor. Mantener la postura durante 25 segundos.

PARA LA TERCERA EDAD

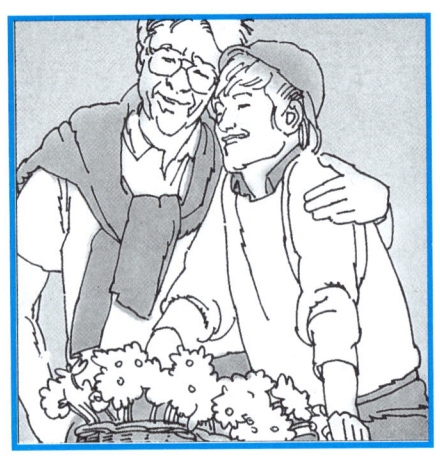

Sentado y relajado, bajar suavemente la cabeza aprovechando su peso en una dirección oblicua con respecto al hombro. Mantener la postura durante 30 segundos.

En los ancianos se observa una considerable reducción de la flexibilidad, debida probablemente a la inactividad más que a fenómenos de envejecimiento. Con un entrenamiento cuidadoso y gradual, se puede recuperar la movilidad articular perdida y conservarla largo tiempo sin excesivos sacrificios. En la tercera edad los ejercicios de movilización articular deberían preceder a cualquier otra forma de actividad física. El período del climaterio es el momento más indicado para comenzar el entrenamiento y conseguir los mejores resultados.

Sentado con las piernas cruzadas y la espalda bien recta, cruzar también los brazos sujetando los muslos. Con la ayuda de las piernas tratar de estirar los omóplatos hacia fuera, echando los hombros hacia delante. Mantener la postura durante 30 segundos.

De pie, llevar el brazo hacia atrás y, sujetándolo contra un obstáculo, forzar los hombros hacia delante, girando el tronco. Mantener la postura durante 20 segundos. Repetir hacia el otro lado.

Sujetar el brazo derecho por la muñeca, tirando hacia abajo y flexionando al mismo tiempo el cuello hacia el lado contrario. Mantener durante 15 segundos y repetir hacia el otro lado.

Sentado, con las piernas cruzadas, flexionar el busto hacia un lado hasta apoyar el antebrazo en el suelo. Mantener la tensión 15 segundos. Repetir hacia el otro lado.

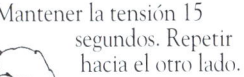

Sentado con las piernas estiradas y juntas, tocar las puntas de los pies flexionando el tronco hacia delante. La espalda debe mantenerse recta, en eje con la pelvis. Mantener la postura 20 segundos.

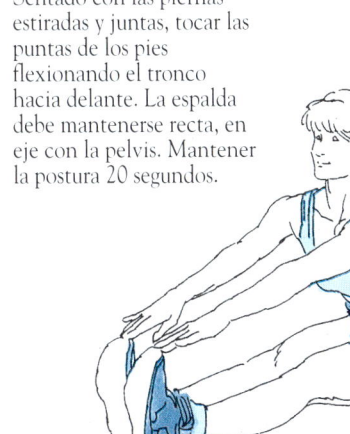

Tumbado en el suelo con los hombros bien apoyados, girar la cabeza hacia un lado tratando de apoyar la cara en el suelo. Es importante mantener los hombros firmes y bajos. Mantener la postura durante 15 segundos hacia cada lado.

Tendido en el suelo, llevar la rodilla hacia el pecho sin levantar la pelvis, hasta conseguir la tensión deseada. La tensión se ha de mantener 25 segundos. Relajar y repetir con la otra pierna.

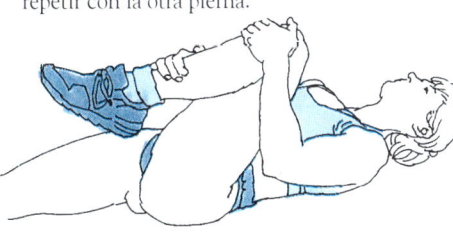

Sujetándose a un buen apoyo (por ejemplo el marco de una puerta o una esquina de la pared), estirar la parte lateral de la espalda tirando del cuerpo hacia atrás.

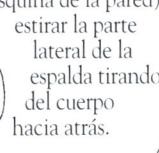

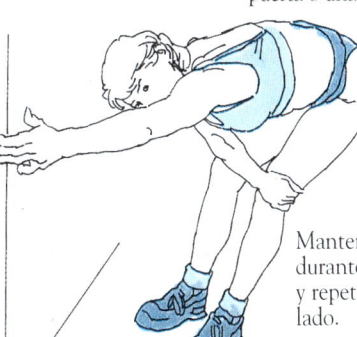

Mantener la tensión durante 20 segundos y repetir con el otro lado.

Entrelazar los dedos manteniendo los brazos estirados hacia delante y por encima de la cabeza. Mantener la tensión durante 15 segundos.

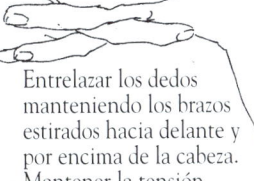

PARA EL FÚTBOL

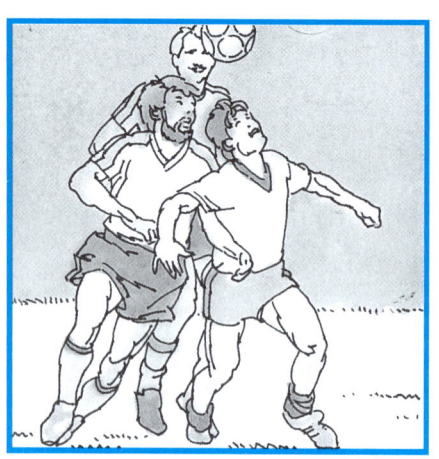

Deporte de equipo y de habilidad, el fútbol no está exento de riesgos y traumatismos (no olvidemos los famosos "meniscos de futbolista"), sobre todo en la articulación de rodilla. Por otra parte, al ser un deporte de contacto, exige potencia general y una musculatura con buen tono y bien desarrollada. Por otra parte, según los lugares ocupados en el juego, surgen necesidades distintas en la preparación básica que acompaña al desarrollo de la habilidad y del gesto atlético característico de este deporte. Es aconsejable el método PNF.

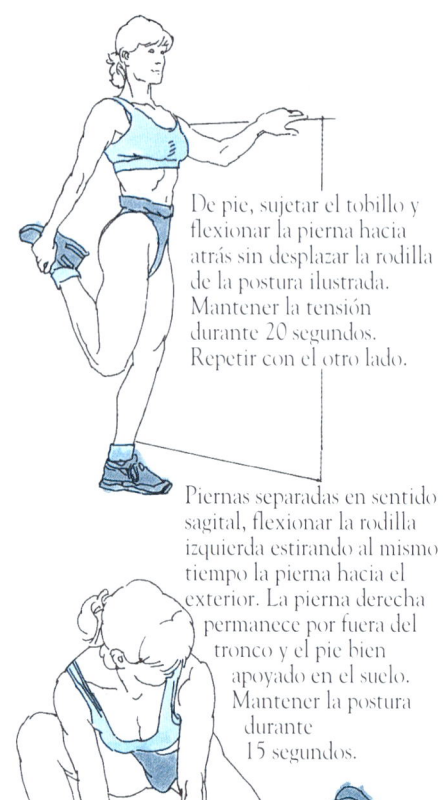

De pie, sujetar el tobillo y flexionar la pierna hacia atrás sin desplazar la rodilla de la postura ilustrada. Mantener la tensión durante 20 segundos. Repetir con el otro lado.

Piernas separadas en sentido sagital, flexionar la rodilla izquierda estirando al mismo tiempo la pierna hacia el exterior. La pierna derecha permanece por fuera del tronco y el pie bien apoyado en el suelo. Mantener la postura durante 15 segundos.

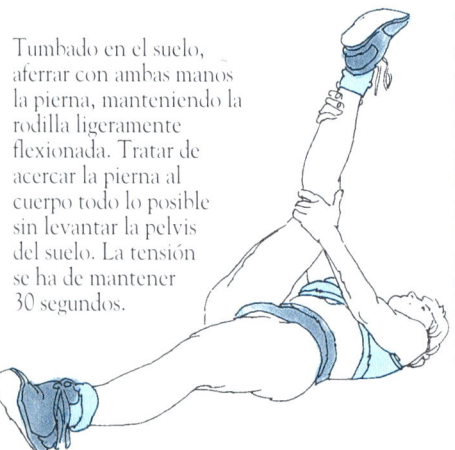

Tumbado en el suelo, aferrar con ambas manos la pierna, manteniendo la rodilla ligeramente flexionada. Tratar de acercar la pierna al cuerpo todo lo posible sin levantar la pelvis del suelo. La tensión se ha de mantener 30 segundos.

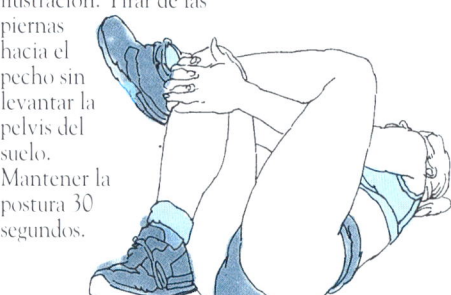

Tumbado, con la nuca relajada y la cabeza apoyada en el suelo, cruzar las manos alrededor de la rodilla derecha, pasando por encima de los brazos la pierna izquierda como se muestra en la ilustración. Tirar de las piernas hacia el pecho sin levantar la pelvis del suelo. Mantener la postura 30 segundos.

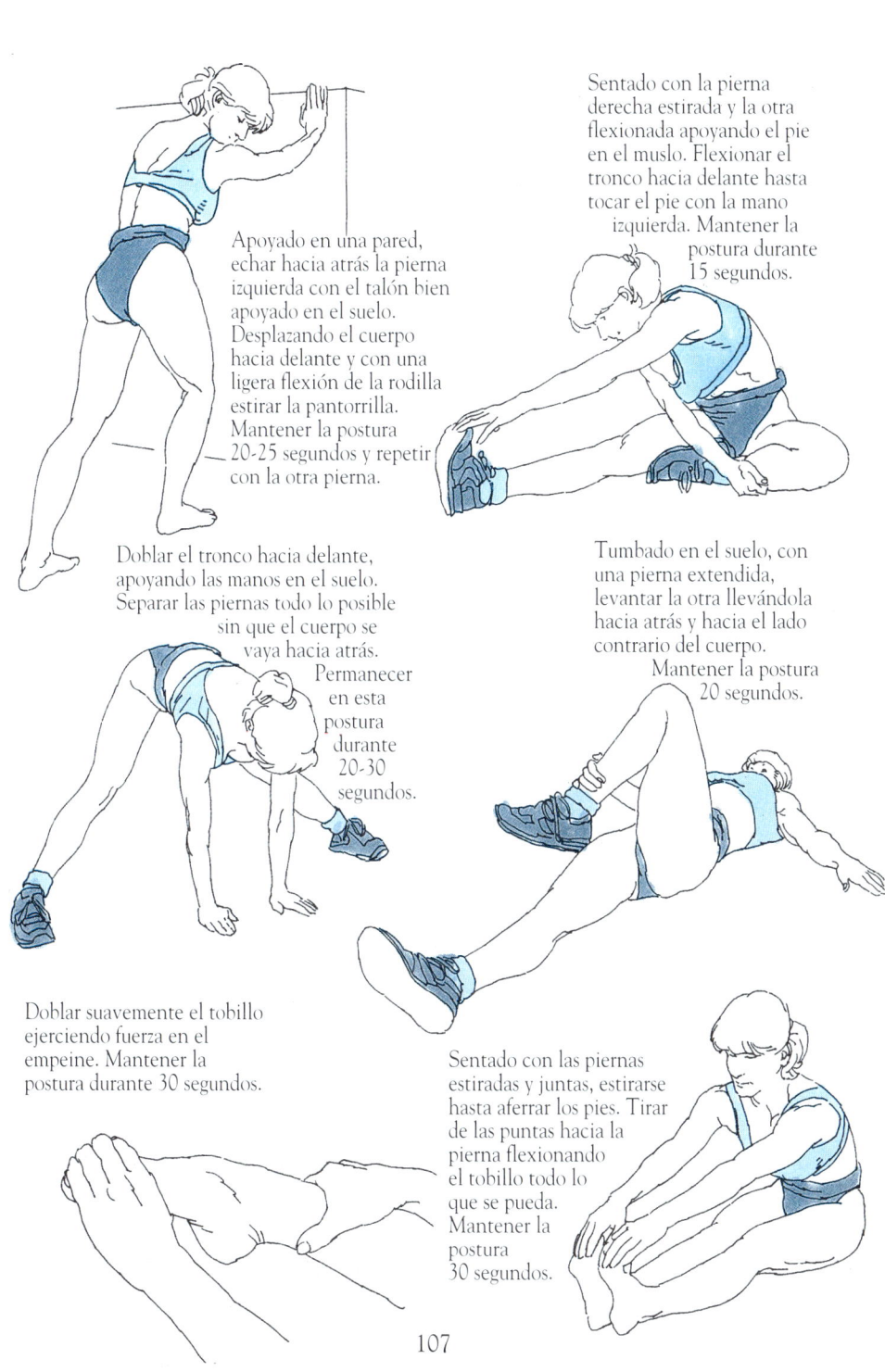

PARA LA DANZA

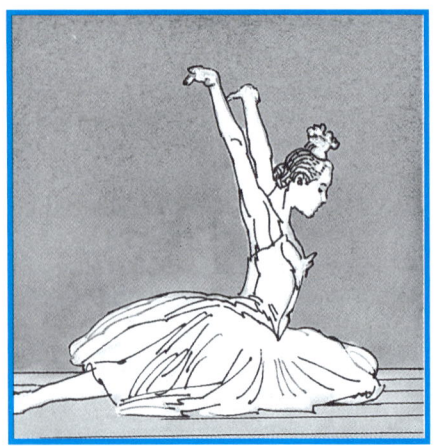

Poético equilibrio entre fuerza, flexibilidad y gracia, la danza es un arte muy duro, en el que hay que realizar enormes esfuerzos dando la sensación de flotar en el aire. Se necesita una movilidad articular máxima, por lo que el stretching se convierte en la base de esta disciplina.
El continuo esfuerzo sobre las puntas de los pies, que mantiene constantemente contraída la pantorrilla hasta conferir a las bailarinas ese paso característico que se debe a la rigidez del tobillo, se puede equilibrar con un trabajo continuo de estiramiento estático.

Tumbado, levantar la rodilla derecha hacia el hombro izquierdo y, utilizando la fuerza del brazo, empujarla hacia abajo. Mantener la postura 20 segundos y repetir hacia el otro lado.

Sentado con la pierna derecha estirada y la otra flexionada apoyando el pie en el muslo. Flexionar el tronco hacia delante hasta tocar el pie con la mano izquierda. Mantener la postura durante 15 segundos.

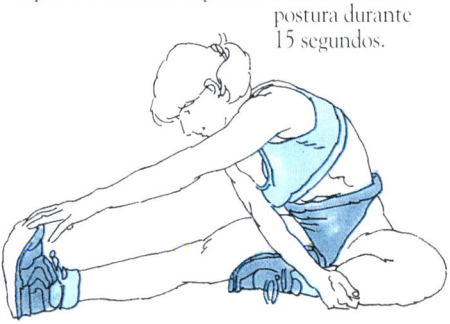

De rodillas, estirar hacia el lado la pierna izquierda, apoyándose en el brazo derecho. El brazo libre se estira por encima de la cabeza, prolongando el arco formado por el cuerpo. Mantener la postura 30 segundos.

Piernas separadas en sentido sagital, flexionar la rodilla izquierda estirando al mismo tiempo la pierna hacia el exterior. La pierna derecha permanece por fuera del tronco y el pie bien apoyado en el suelo. Mantener la postura durante 15 segundos.

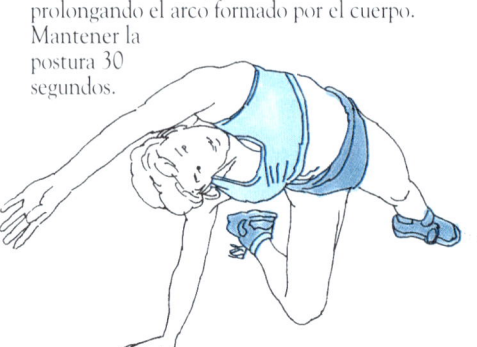

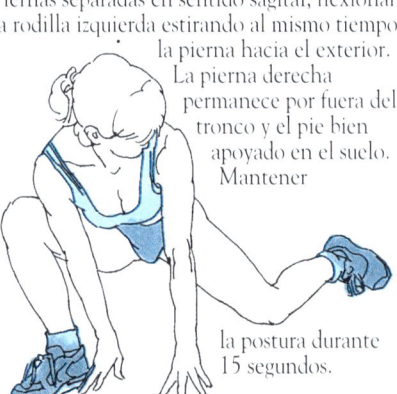

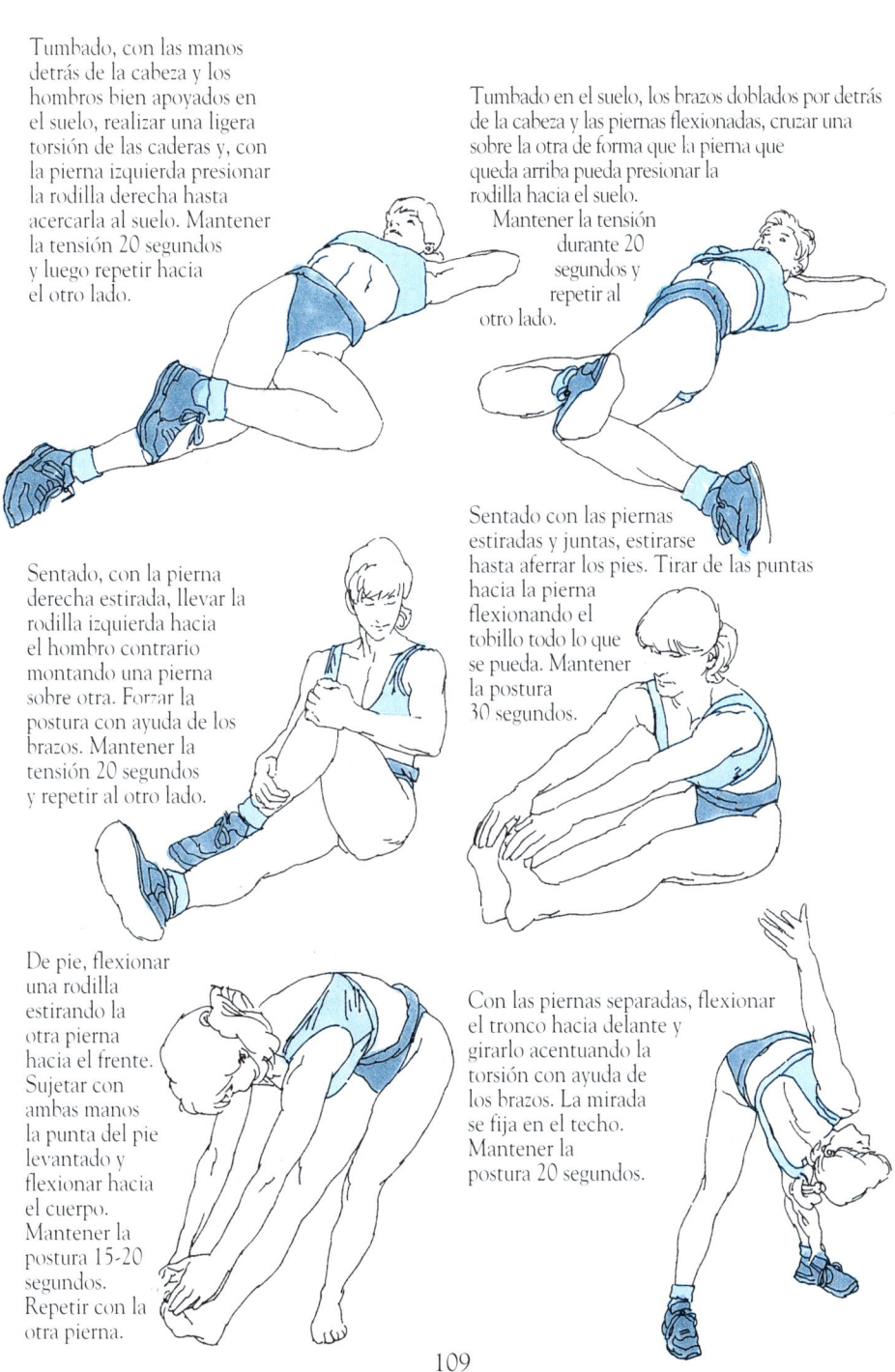

Tumbado, con las manos detrás de la cabeza y los hombros bien apoyados en el suelo, realizar una ligera torsión de las caderas y, con la pierna izquierda presionar la rodilla derecha hasta acercarla al suelo. Mantener la tensión 20 segundos y luego repetir hacia el otro lado.

Tumbado en el suelo, los brazos doblados por detrás de la cabeza y las piernas flexionadas, cruzar una sobre la otra de forma que la pierna que queda arriba pueda presionar la rodilla hacia el suelo. Mantener la tensión durante 20 segundos y repetir al otro lado.

Sentado, con la pierna derecha estirada, llevar la rodilla izquierda hacia el hombro contrario montando una pierna sobre otra. Forzar la postura con ayuda de los brazos. Mantener la tensión 20 segundos y repetir al otro lado.

Sentado con las piernas estiradas y juntas, estirarse hasta aferrar los pies. Tirar de las puntas hacia la pierna flexionando el tobillo todo lo que se pueda. Mantener la postura 30 segundos.

De pie, flexionar una rodilla estirando la otra pierna hacia el frente. Sujetar con ambas manos la punta del pie levantado y flexionar hacia el cuerpo. Mantener la postura 15-20 segundos. Repetir con la otra pierna.

Con las piernas separadas, flexionar el tronco hacia delante y girarlo acentuando la torsión con ayuda de los brazos. La mirada se fija en el techo. Mantener la postura 20 segundos.

PARA EL WINDSURF

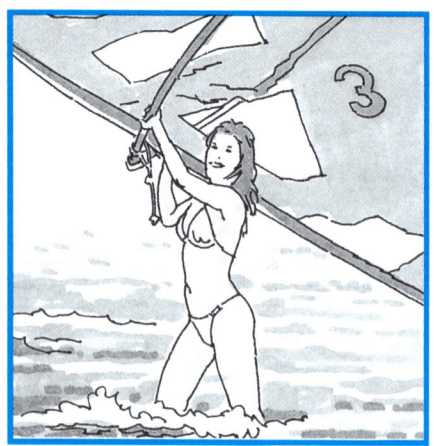

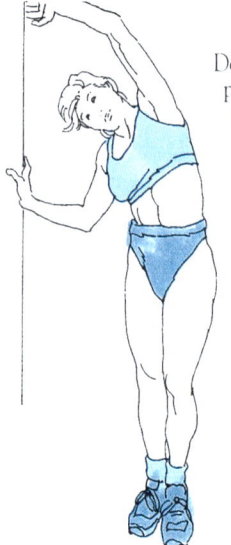

De pie junto a una pared, inclinar el tronco hacia un lado apoyando las manos en la pared y cuidando de mantener la cabeza entre los brazos. Repetir hacia ambos lados, manteniendo la tensión por lo menos 20 segundos.

El windsurf exige considerables dosis de agilidad, equilibrio, coordinación y fuerza muscular. Controlar el palo, atentos siempre a los rápidos cambios de dirección del viento, exige rapidez de reflejos y decisiones tomadas de forma instantánea.
Una gran fuerza en el agarre, una enorme flexibilidad de los hombros, de la pelvis y de la espalda quedan garantizados por la práctica constante del stretching. Los ejercicios de estiramiento se realizarán, al principio, con el método tradicional y, más tarde, con el sistema PNF para conseguir, junto a la elasticidad del músculo, un buen tono y una buena capacidad de contracción.

En el suelo, encogidos con las rodillas lo más pegadas posible al pecho, levantar la pelvis y la cabeza para acentuar la curvatura de la espalda. Mantener la postura 20-30 segundos.

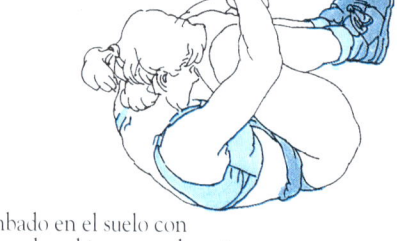

Tumbado en el suelo con los hombros bien apoyados, girar la cabeza hacia un lado tratando de apoyar la cara en el suelo. Es importante mantener los hombros firmes y bajos. Mantener la postura durante 15 segundos hacia cada lado.

Tumbado en el suelo, con un brazo estirado junto al cuerpo, girar la pelvis hasta montar la pierna derecha por encima de la izquierda. Mantener bien estirada la pierna levantada y, con ayuda de la mano, tratar de acercarla al suelo. Mantener la tensión 15 segundos.

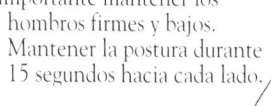

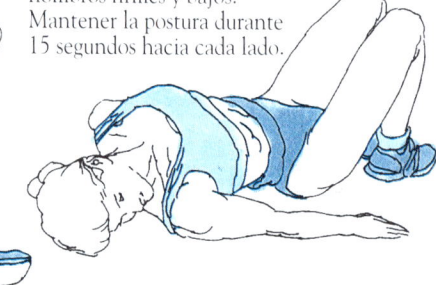

Con las piernas separadas y las manos cruzadas por detrás de la espalda, flexionar el busto hacia delante y hacia abajo, levantando al mismo tiempo los brazos hacia arriba. Mantener la postura durante 20 segundos.

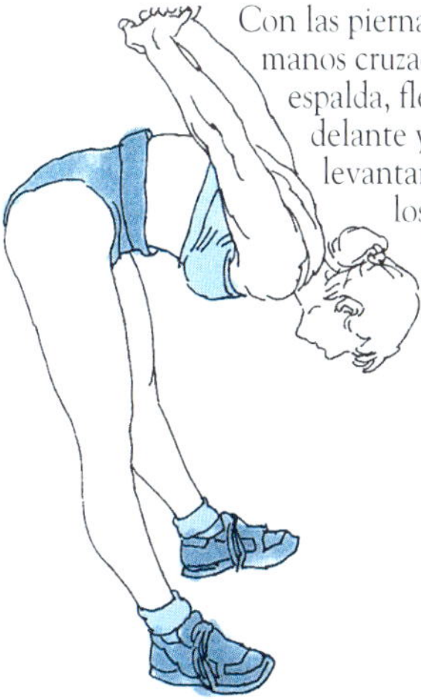

Forzar hacia abajo los dedos, uno por uno. Mantener cada estiramiento 15-20 segundos.

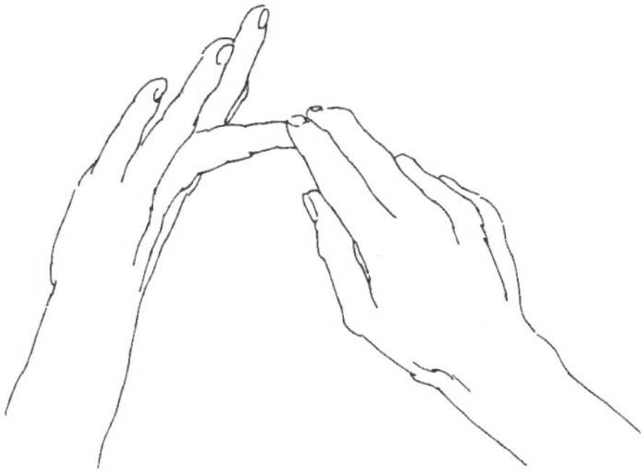

Proyectar las piernas hacia atrás, por encima de la cabeza, tratando de tocar el suelo con la punta de los pies. Los brazos se utilizan para estabilizar la postura. Mantener la tensión durante 15-20 segundos.

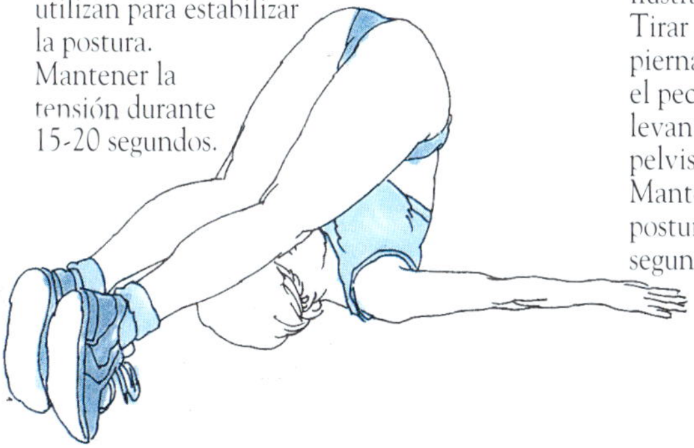

Tumbado, con la nuca relajada y la cabeza apoyada en el suelo, cruzar las manos alrededor de la rodilla derecha, pasando por encima de los brazos la pierna izquierda como se muestra en la ilustración. Tirar de las piernas hacia el pecho sin levantar la pelvis del suelo. Mantener la postura 30 segundos.

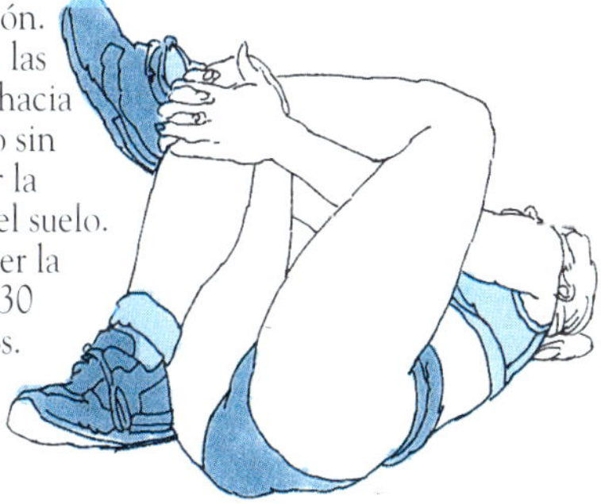

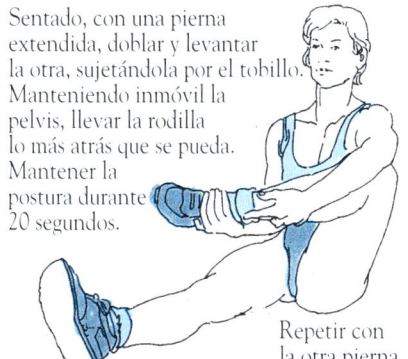

Sentado, con una pierna extendida, doblar y levantar la otra, sujetándola por el tobillo. Manteniendo inmóvil la pelvis, llevar la rodilla lo más atrás que se pueda. Mantener la postura durante 20 segundos.

Repetir con la otra pierna.

Tumbado en el suelo, con los hombros bien apoyados, el brazo estirado hacia un lado, realizar una torsión del tronco llevando hacia el lado la pierna flexionada. Con ayuda de la mano forzar la rodilla hacia el suelo. Mantener la tensión durante 20 segundos.

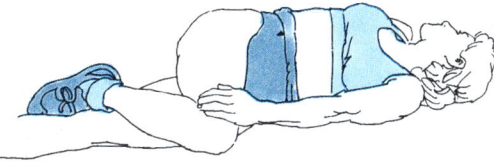

PARA LA CARRERA

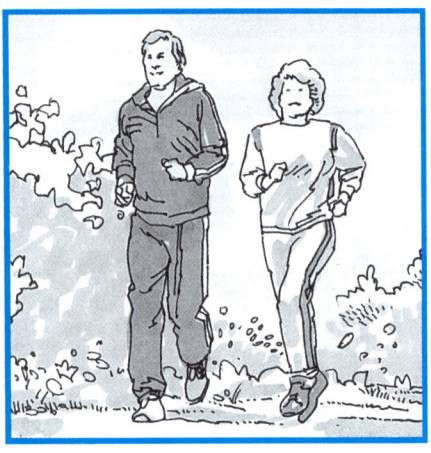

Piernas separadas en sentido sagital, apoyar el peso del cuerpo sobre el pie adelantado hasta sentarse en el talón. La otra pierna se estira bien hacia atrás, con la rodilla apoyada en el suelo.

La postura se debe mantener 20 segundos.

La carrera es un deporte de impacto. El apoyo del pie en el suelo aguanta tanto el peso del cuerpo como la inercia del movimiento y es, potencialmente, traumático. Estos esfuerzos continuos se reflejan sobre las rodillas y sobre la parte baja de la espalda, provocando dolor y rigidez. La destrucción mecánica de los glóbulos rojos provocada por los golpes del talón (hemólisis de impacto), puede provocar en el atleta algunas formas de anemia. Se requieren, por lo tanto, músculos potentes y elásticos y ligamentos sólidos. El stretching practicado antes de la carrera previene tirones o traumatismos y repetido al final, proporciona alivio a las articulaciones forzadas y doloridas.

De rodillas, estirar hacia el lado la pierna izquierda, apoyándose en el brazo derecho. El brazo libre se estira por encima de la cabeza, prolongando el arco formado por el cuerpo. Mantener la postura 30 segundos.

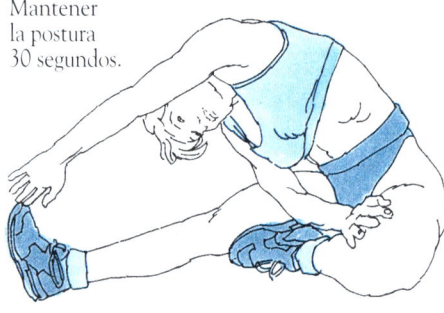

Entrelazar los dedos por detrás de la espalda. Sin flexionar el tronco, girar los codos hacia el interior y, al mismo tiempo, levantar los brazos. Mantener la postura durante 15 segundos.

Sujetándose a un buen apoyo (por ejemplo el marco de una puerta o una esquina de la pared), estirar la parte lateral de la espalda tirando del cuerpo hacia atrás. Mantener la tensión durante 20 segundos y repetir con el otro lado.

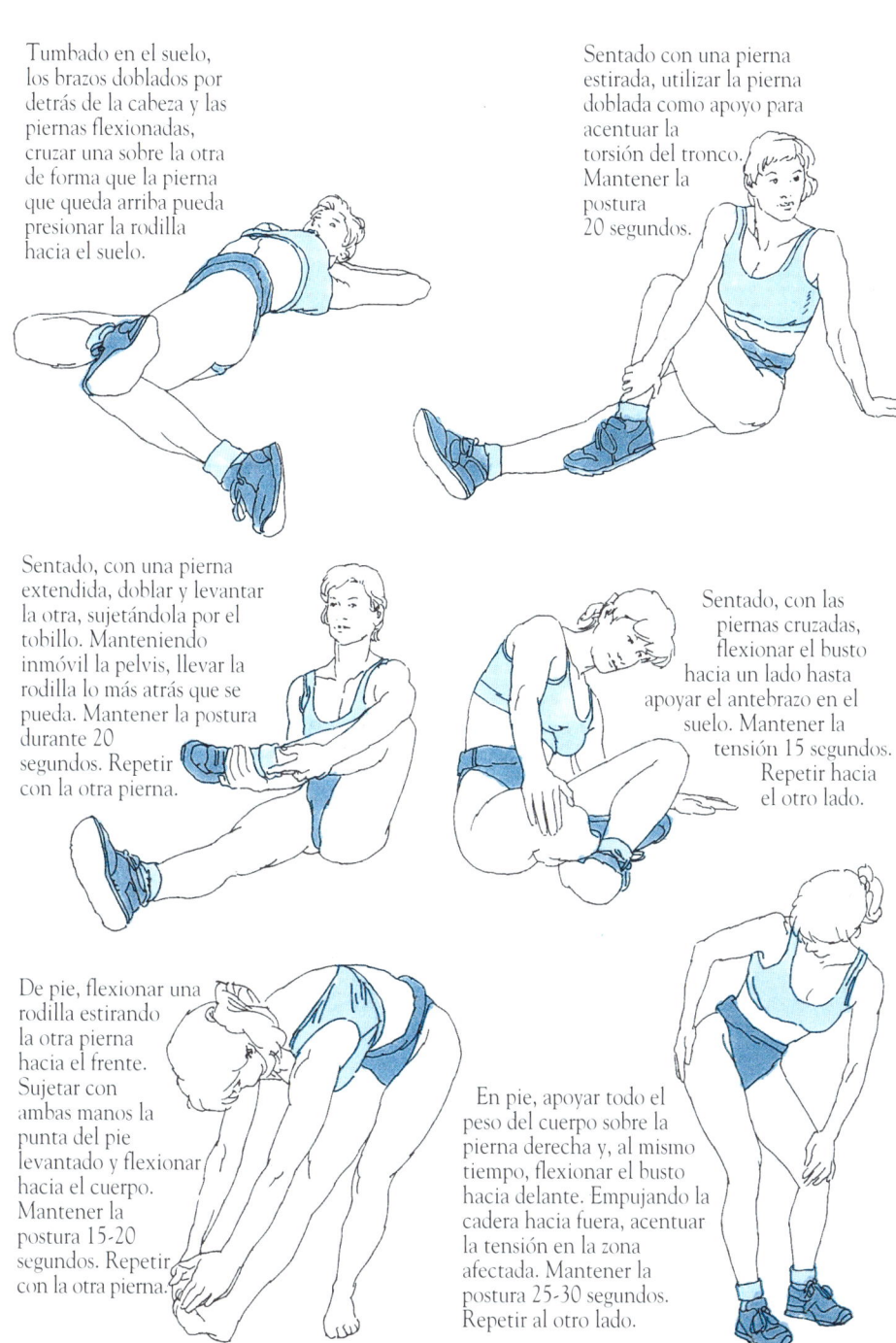

PARA EL GOLF

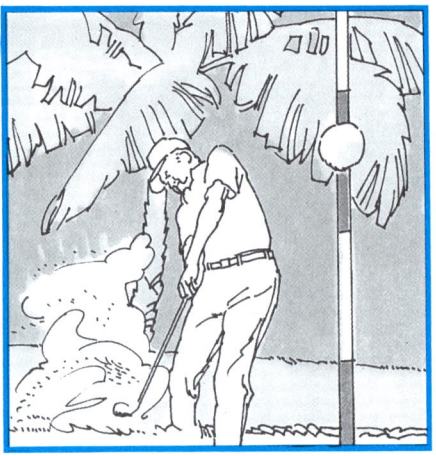

Situar la cara hacia arriba echando bien atrás la cabeza. Mantener la postura 20-30 segundos.

Este deporte, considerado antes como elitista, se está popularizando con rapidez. Actividad de gran concentración y dominio de reflejos, es, al mismo tiempo, relajante y tranquila, aunque sólo sea por los maravillosos lugares en los que, por lo general, se practica. En los ejercicios de estiramiento para el golf hay que tener cuidado sobre todo con los músculos de los muslos y de los brazos. Los movimientos secos y exactos de torsión exigen una respuesta contráctil muy activa. Igualmente importante es un buen trabajo preventivo para proteger la articulación de la rodilla.

Tumbado en el suelo, doblar las piernas juntas abrazando las rodillas con los brazos; llevarlas hacia el pecho separando la pelvis del suelo. Mantener la tensión durante 30 segundos.

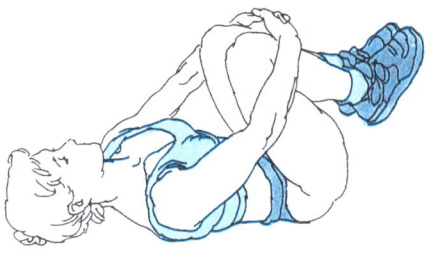

En el suelo, de rodillas, apoyarse en los brazos bien estirados y cruzados. Manteniendo inmóviles las caderas girar los hombros para hacer fuerza en un sólo lado de la espalda. En esta postura, empujar el tórax hacia el suelo. Mantener la postura durante 20 segundos. Repetir con el otro lado.

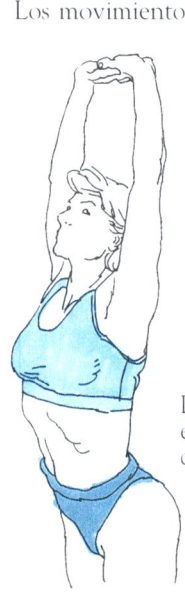

De pie, estirar los brazos por encima de la cabeza con los dedos entrelazados y las palmas hacia arriba. La tensión se debe mantener durante 15 segundos.

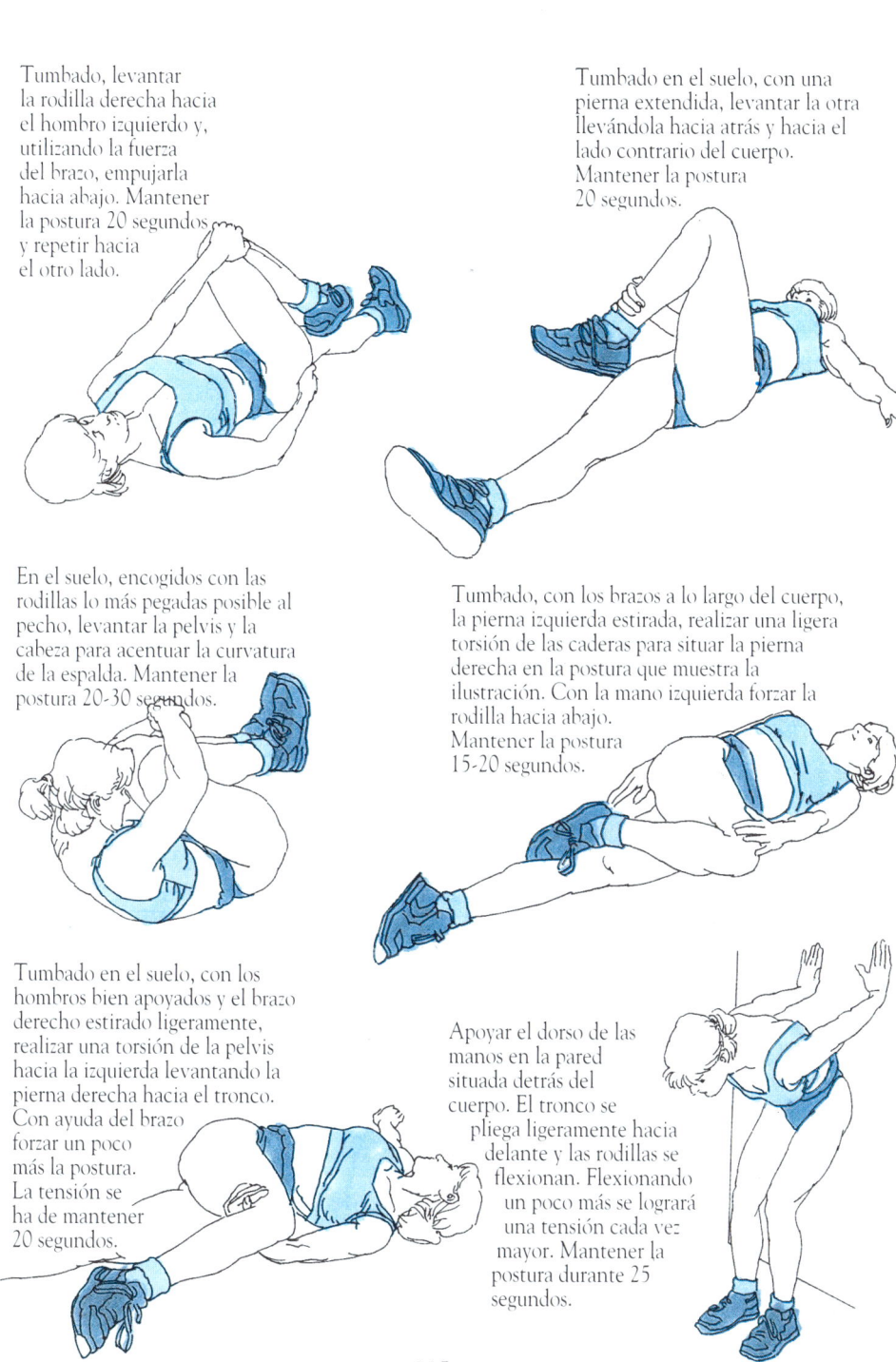

Tumbado, levantar la rodilla derecha hacia el hombro izquierdo y, utilizando la fuerza del brazo, empujarla hacia abajo. Mantener la postura 20 segundos y repetir hacia el otro lado.

Tumbado en el suelo, con una pierna extendida, levantar la otra llevándola hacia atrás y hacia el lado contrario del cuerpo. Mantener la postura 20 segundos.

En el suelo, encogidos con las rodillas lo más pegadas posible al pecho, levantar la pelvis y la cabeza para acentuar la curvatura de la espalda. Mantener la postura 20-30 segundos.

Tumbado, con los brazos a lo largo del cuerpo, la pierna izquierda estirada, realizar una ligera torsión de las caderas para situar la pierna derecha en la postura que muestra la ilustración. Con la mano izquierda forzar la rodilla hacia abajo. Mantener la postura 15-20 segundos.

Tumbado en el suelo, con los hombros bien apoyados y el brazo derecho estirado ligeramente, realizar una torsión de la pelvis hacia la izquierda levantando la pierna derecha hacia el tronco. Con ayuda del brazo forzar un poco más la postura. La tensión se ha de mantener 20 segundos.

Apoyar el dorso de las manos en la pared situada detrás del cuerpo. El tronco se pliega ligeramente hacia delante y las rodillas se flexionan. Flexionando un poco más se logrará una tensión cada vez mayor. Mantener la postura durante 25 segundos.

PARA LA EQUITACIÓN

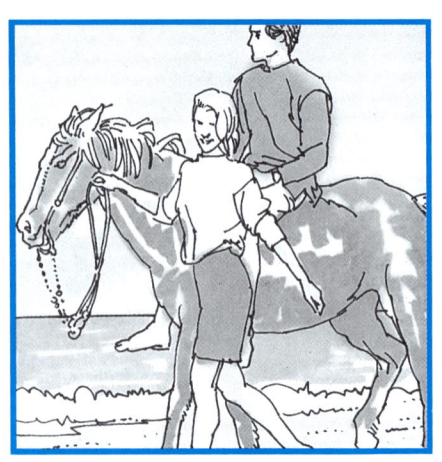

Con la espalda bien recta, cruzar los brazos por encima de la cabeza empujando las manos una contra otra. Mantener la postura durante 20 segundos.

Hombre, caballo y naturaleza. Nada más natural, relajante y saludable, una terapia antiestrés de éxito asegurado. Una vez aprendidos los primeros rudimentos para mantenerse sobre la silla, tras algunas horas de práctica, se aprecian ventajas y desventajas. Espalda dolorida, posaderas "machacadas", cara interna de los muslos fatigada y en tensión: son los síntomas más preocupantes. No obstante, el esfuerzo también recae en hombros y brazos. Ayuda mucho el adaptarse al avance del caballo, pero la recuperación es aún mejor con una buena sesión de stretching.

Sentado, las piernas muy separadas y, a ser posible, bien rectas; haciendo fuerza en la cara interna de los muslos acentuar la postura manteniendo el busto erguido. Mantener la tensión durante 15 segundos.

Tumbado en el suelo, aferrar con ambas manos la pierna, manteniendo la rodilla ligeramente flexionada. Tratar de acercar la pierna al cuerpo todo lo posible sin levantar la pelvis del suelo. La tensión se ha de mantener 30 segundos.

Sentado con una pierna estirada, utilizar la pierna doblada como apoyo para acentuar la torsión del tronco. Mantener la postura 20 segundos.

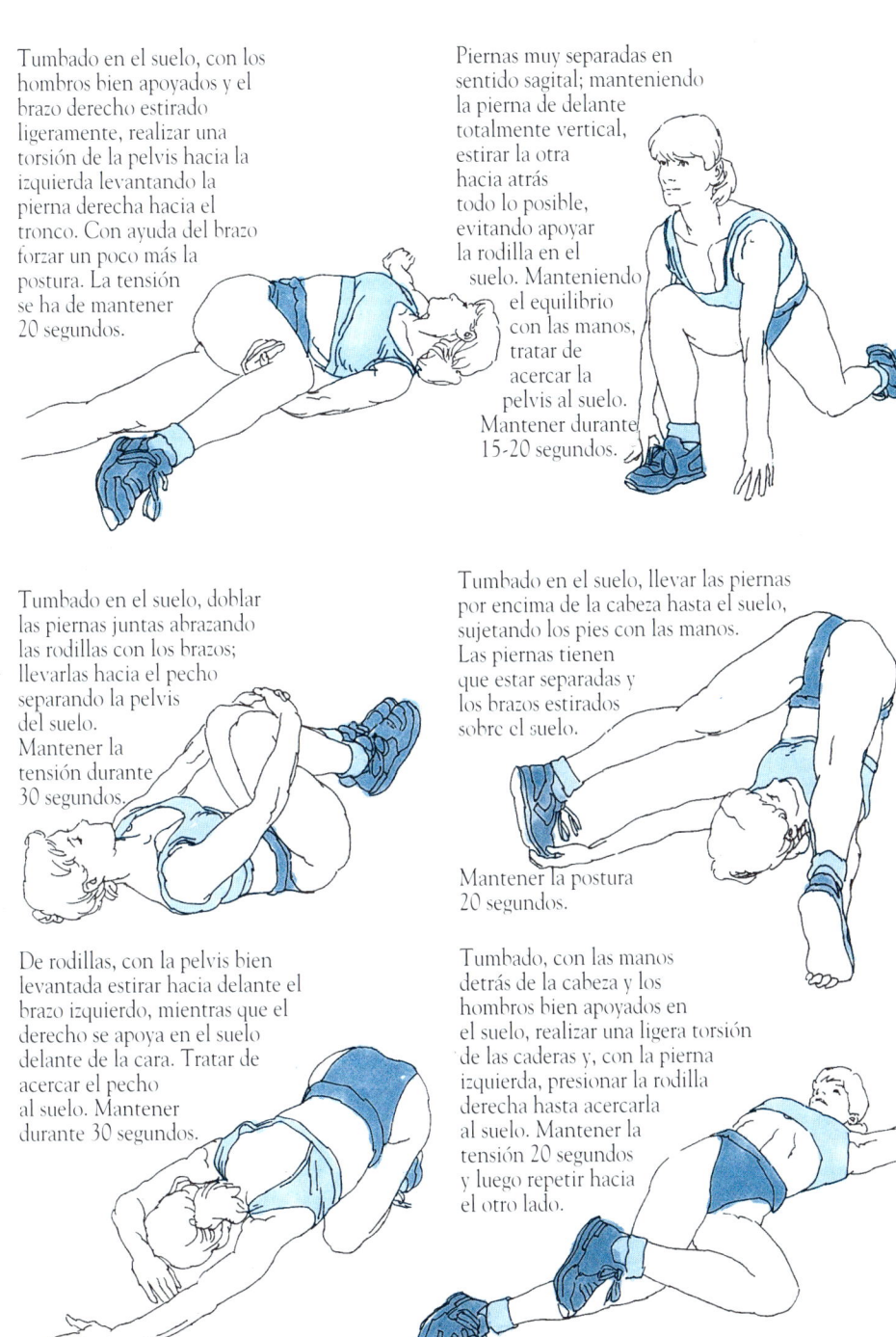

Tumbado en el suelo, con los hombros bien apoyados y el brazo derecho estirado ligeramente, realizar una torsión de la pelvis hacia la izquierda levantando la pierna derecha hacia el tronco. Con ayuda del brazo forzar un poco más la postura. La tensión se ha de mantener 20 segundos.

Piernas muy separadas en sentido sagital; manteniendo la pierna de delante totalmente vertical, estirar la otra hacia atrás todo lo posible, evitando apoyar la rodilla en el suelo. Manteniendo el equilibrio con las manos, tratar de acercar la pelvis al suelo. Mantener durante 15-20 segundos.

Tumbado en el suelo, doblar las piernas juntas abrazando las rodillas con los brazos; llevarlas hacia el pecho separando la pelvis del suelo. Mantener la tensión durante 30 segundos.

Tumbado en el suelo, llevar las piernas por encima de la cabeza hasta el suelo, sujetando los pies con las manos. Las piernas tienen que estar separadas y los brazos estirados sobre el suelo.

Mantener la postura 20 segundos.

De rodillas, con la pelvis bien levantada estirar hacia delante el brazo izquierdo, mientras que el derecho se apoya en el suelo delante de la cara. Tratar de acercar el pecho al suelo. Mantener durante 30 segundos.

Tumbado, con las manos detrás de la cabeza y los hombros bien apoyados en el suelo, realizar una ligera torsión de las caderas y, con la pierna izquierda, presionar la rodilla derecha hasta acercarla al suelo. Mantener la tensión 20 segundos y luego repetir hacia el otro lado.

PARA LAS ARTES MARCIALES

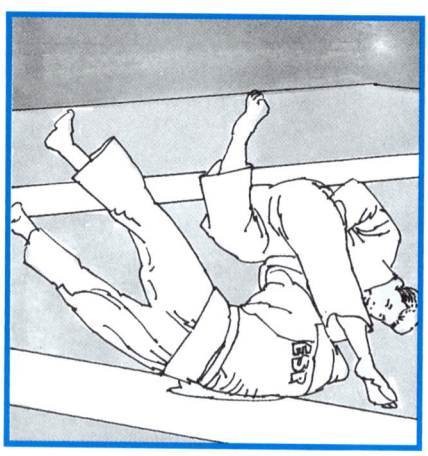

Elevar el brazo izquierdo por detrás de la espalda con la palma hacia arriba, levantando el derecho y doblándolo en la postura indicada en la ilustración. Aplicar tracción hacia arriba del brazo izquierdo. Mantener la postura durante 15 segundos.

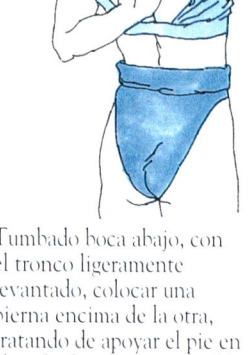

Judo, karate, full-contact, aikido, son especialidades nacidas de distintas filosofías, practicadas con objetivos y técnicas diferenciadas que tienen en común la necesidad de una perfecta preparación física y atlética. Los ejercicios de estiramiento se han de practicar con distintos métodos:
- estiramiento estático
- estiramiento PNF
- estiramiento veloz y balístico

Tumbado boca abajo, con el tronco ligeramente levantado, colocar una pierna encima de la otra, tratando de apoyar el pie en el suelo, lo más lejos posible. El estiramiento se ha de mantener 20 segundos.

Tumbado en el suelo, con los hombros bien apoyados y el brazo derecho estirado ligeramente, realizar una torsión de la pelvis hacia la izquierda levantando la pierna derecha hacia el tronco. Con ayuda del brazo forzar un poco más la postura. La tensión se ha de mantener 20 segundos.

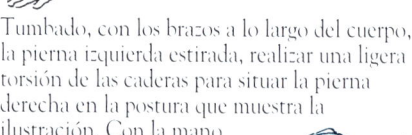

Tumbado, con los brazos a lo largo del cuerpo, la pierna izquierda estirada, realizar una ligera torsión de las caderas para situar la pierna derecha en la postura que muestra la ilustración. Con la mano izquierda forzar la rodilla hacia abajo. Mantener la postura 15-20 segundos.

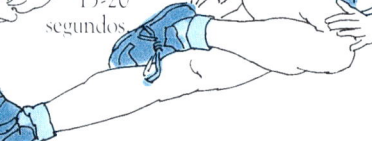

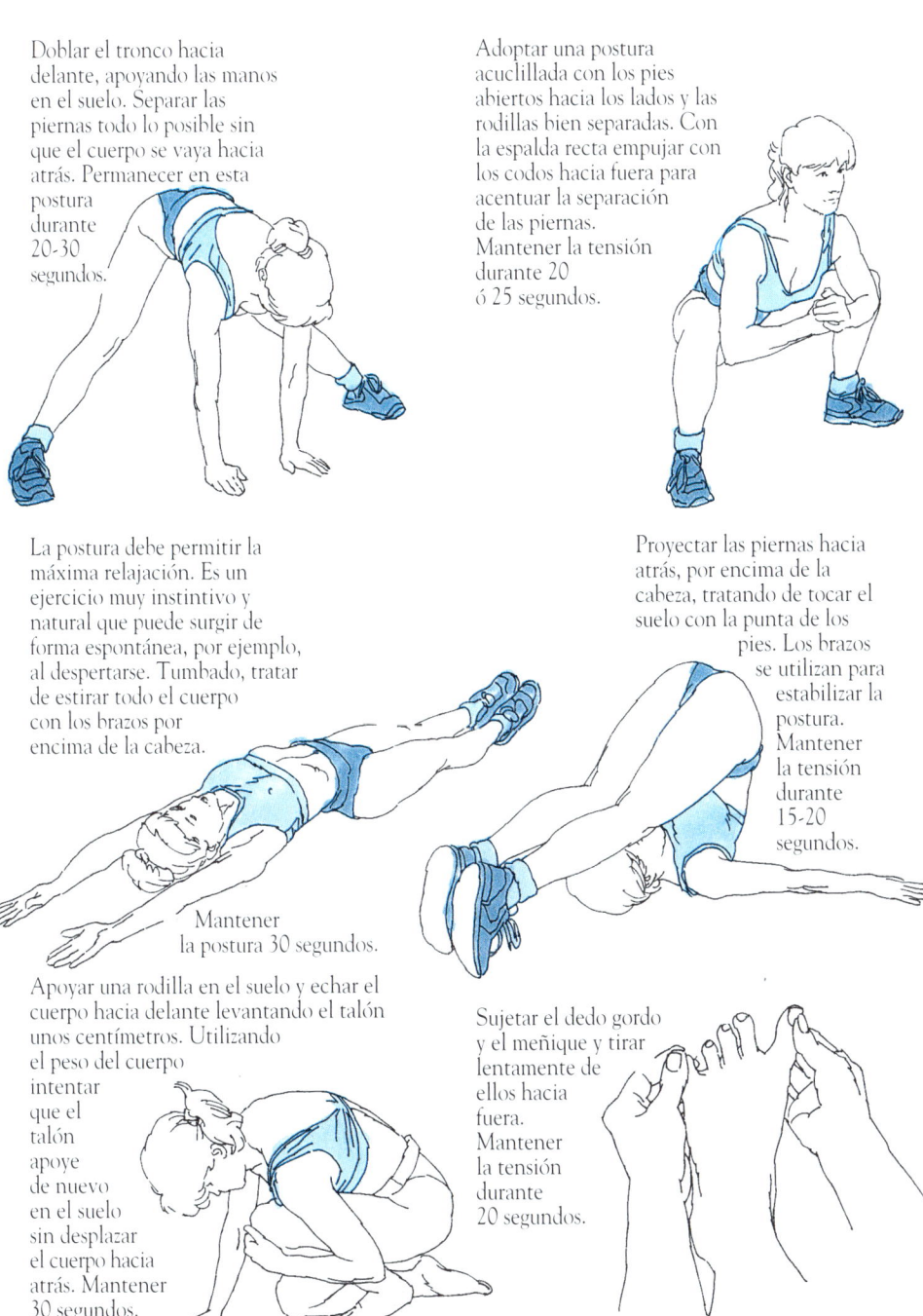

Doblar el tronco hacia delante, apoyando las manos en el suelo. Separar las piernas todo lo posible sin que el cuerpo se vaya hacia atrás. Permanecer en esta postura durante 20-30 segundos.

Adoptar una postura acuclillada con los pies abiertos hacia los lados y las rodillas bien separadas. Con la espalda recta empujar con los codos hacia fuera para acentuar la separación de las piernas. Mantener la tensión durante 20 ó 25 segundos.

La postura debe permitir la máxima relajación. Es un ejercicio muy instintivo y natural que puede surgir de forma espontánea, por ejemplo, al despertarse. Tumbado, tratar de estirar todo el cuerpo con los brazos por encima de la cabeza. Mantener la postura 30 segundos.

Proyectar las piernas hacia atrás, por encima de la cabeza, tratando de tocar el suelo con la punta de los pies. Los brazos se utilizan para estabilizar la postura. Mantener la tensión durante 15-20 segundos.

Apoyar una rodilla en el suelo y echar el cuerpo hacia delante levantando el talón unos centímetros. Utilizando el peso del cuerpo intentar que el talón apoye de nuevo en el suelo sin desplazar el cuerpo hacia atrás. Mantener 30 segundos.

Sujetar el dedo gordo y el meñique y tirar lentamente de ellos hacia fuera. Mantener la tensión durante 20 segundos.

PARA EL TREKKING

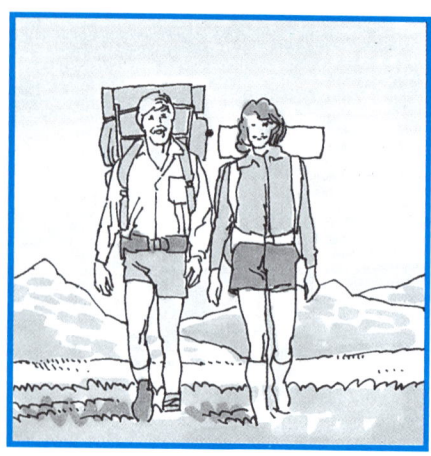

Sentado, con los glúteos bien apoyados en el suelo y las piernas dobladas hacia un lado como en la ilustración, realizar una torsión del busto ayudándose con los brazos. Mantener la tensión 20 segundos y repetir hacia el otro lado.

"Trek" significa emigración y evoca poblaciones enteras que se mueven lentamente, arrastrando tras ellas sus pocos enseres, a través de valles y montañas, hacia nuevas tierras prometidas. No tan solemne y trágico, pero sí sugerente, este deporte surge de la necesidad de reencontrarse con la naturaleza y de sentirse parte de ella, atravesando valles y colinas por escarpados senderos, saltando de roca en roca, remontando torrentes. Para practicarlo se requiere una buena forma física, pero es un deporte que se adapta con facilidad a las capacidades de cada cual, por lo que cualquiera puede practicarlo.
El punto débil es la resistencia de pies y tobillos, por lo que conviene utilizar calzado cómodo y resistente, y practicar mucho stretching.

Proyectar las piernas hacia atrás, por encima de la cabeza, tratando de tocar el suelo con la punta de los pies. Los brazos se utilizan para estabilizar la postura. Mantener la tensión durante 15-20 segundos.

Tumbados en el suelo, sujetar el tobillo tirando de la pierna hacia el glúteo sin levantar la rodilla del suelo. La tensión debe mantenerse durante 30-40 segundos. Repetir con la otra pierna.

Sentado, con una pierna extendida, doblar y levantar la otra, sujetándola por el tobillo. Manteniendo inmóvil la pelvis, llevar la rodilla lo más atrás que se pueda. Mantener la postura durante 20 segundos. Repetir con la otra pierna.

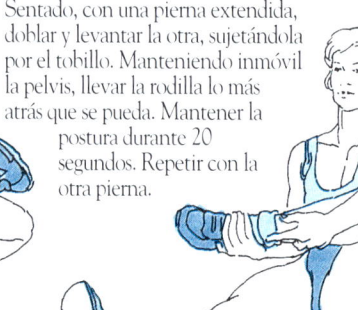

Tronco flexionado hacia delante, las rodillas ligeramente dobladas; acercar el tronco hacia los muslos, abrazándolos. La postura se ha de mantener durante 30 segundos.

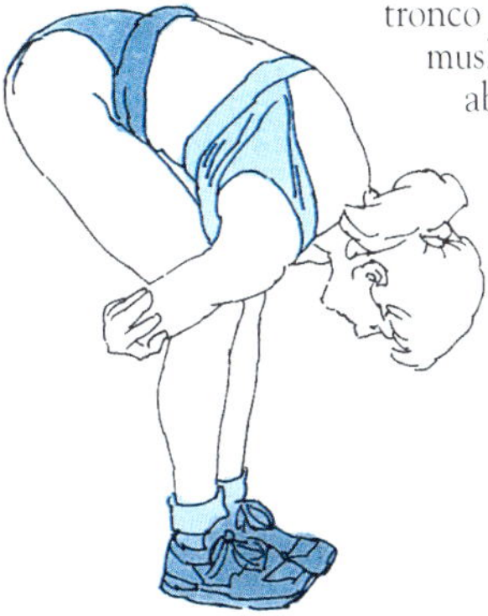

Doblar el tronco hacia delante, apoyando las manos en el suelo. Separar las piernas todo lo posible sin que el cuerpo se vaya hacia atrás. Permanecer en esta postura durante 20-30 segundos.

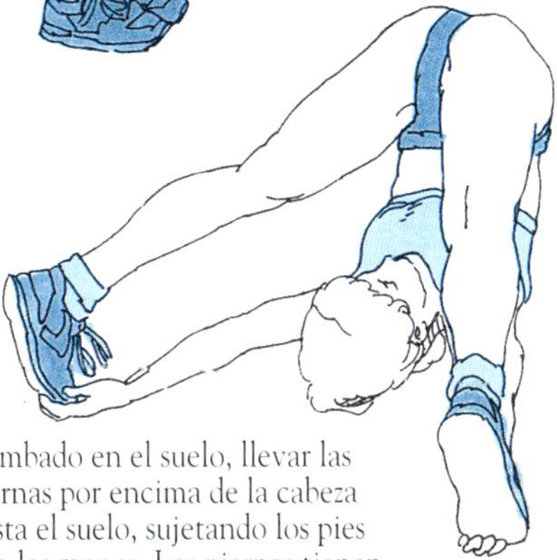

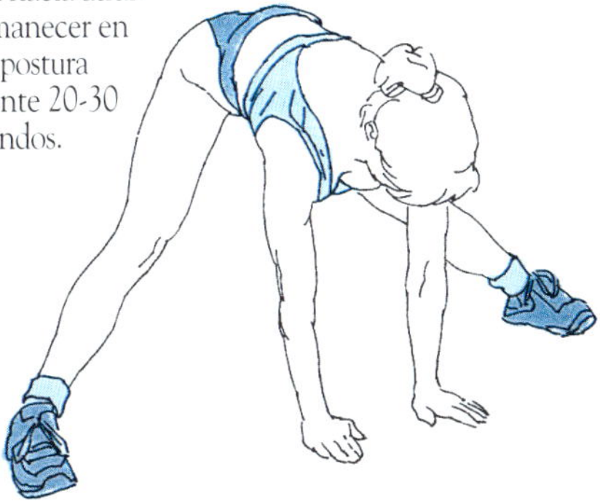

Tumbado en el suelo, llevar las piernas por encima de la cabeza hasta el suelo, sujetando los pies con las manos. Las piernas tienen que estar separadas y los brazos estirados sobre el suelo. Mantener la postura 20 segundos.

Sentado con las piernas estiradas y juntas, tocar las puntas de los pies flexionando el tronco hacia delante. La espalda debe mantenerse recta, en eje con la pelvis. Mantener la postura 20 segundos.

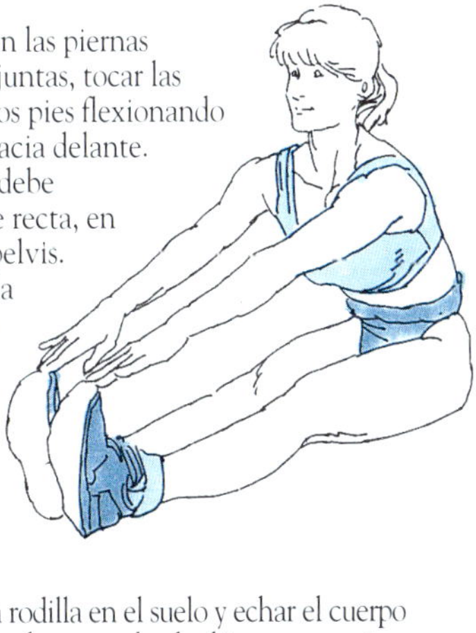

En pie, apoyar todo el peso del cuerpo sobre la pierna derecha y, al mismo tiempo, flexionar el busto hacia delante. Empujando la cadera hacia fuera, acentuar la tensión en la zona afectada. Mantener la postura 25-30 segundos. Repetir al otro lado.

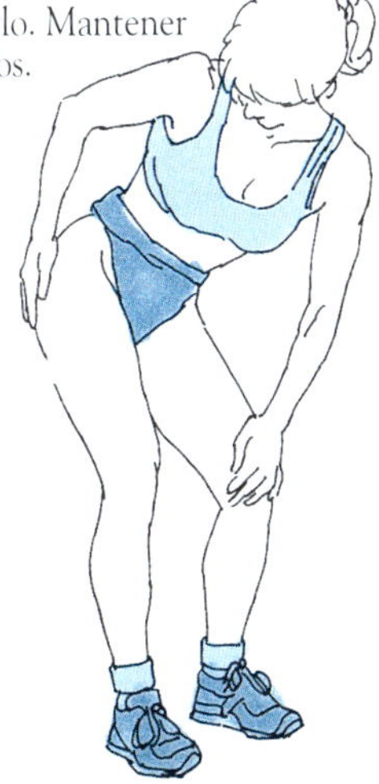

Apoyar una rodilla en el suelo y echar el cuerpo hacia delante levantando el talón unos centímetros. Utilizando el peso del cuerpo intentar que el talón apoye de nuevo en el suelo sin desplazar el cuerpo hacia atrás. Mantener 30 segundos.

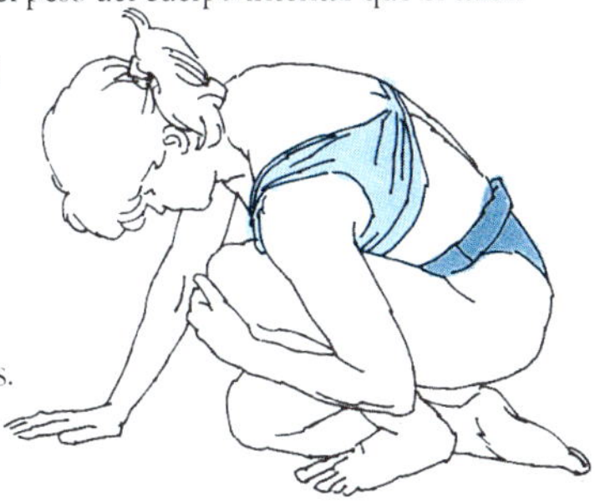

PARA LA NATACIÓN

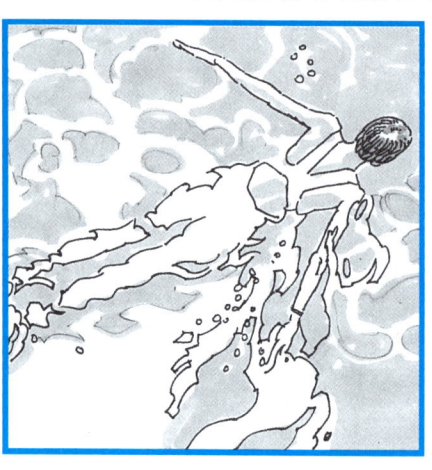

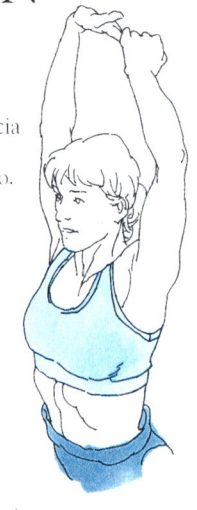

Levantar los brazos por encima de la cabeza y, aferrando los dedos de una mano, forzarlos hacia abajo, con la palma orientada hacia el techo. Mantener la tensión durante 25 segundos.

Deporte completo por excelencia, la natación trabaja todos los músculos del cuerpo de forma armónica y coordinada. Las amplias brazadas constituyen de por sí un eficaz ejercicio de estiramiento a cargo de espalda y hombros, mientras que las piernas, realizando movimientos parciales y de ritmo rápido, sufren excesiva rigidez. Las pantorrillas trabajan poco, al igual que el abdomen, por lo que deberán trabajarse con un cuidado especial.

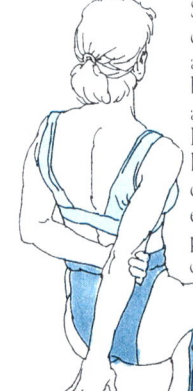

Sentado con una pierna doblada hacia delante y la otra a un lado del cuerpo, llevar un brazo por detrás de la espalda, apoyando la mano en el suelo. Entonces sujetar el brazo con la otra mano, a la altura del codo y sin doblarlo, tirar hacia el interior del cuerpo. La postura ha de mantenerse durante 20 segundos.

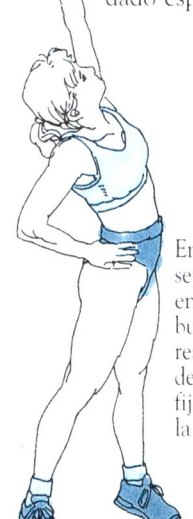

En pie, con las piernas separadas, la mano derecha en el costado, inclinar el busto hacia un lado y luego realizar una ligera torsión de forma que la mirada se fije en el techo. Mantener la postura 20 segundos.

En el suelo, de rodillas, apoyarse en los brazos bien estirados y cruzados. Manteniendo inmóviles las caderas girar los hombros para hacer fuerza en un solo lado de la espalda. En esta postura, empujar el tórax hacia el suelo. Mantener la postura durante 20 segundos. Repetir con el otro lado.

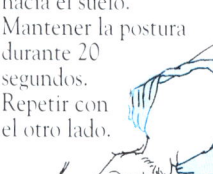

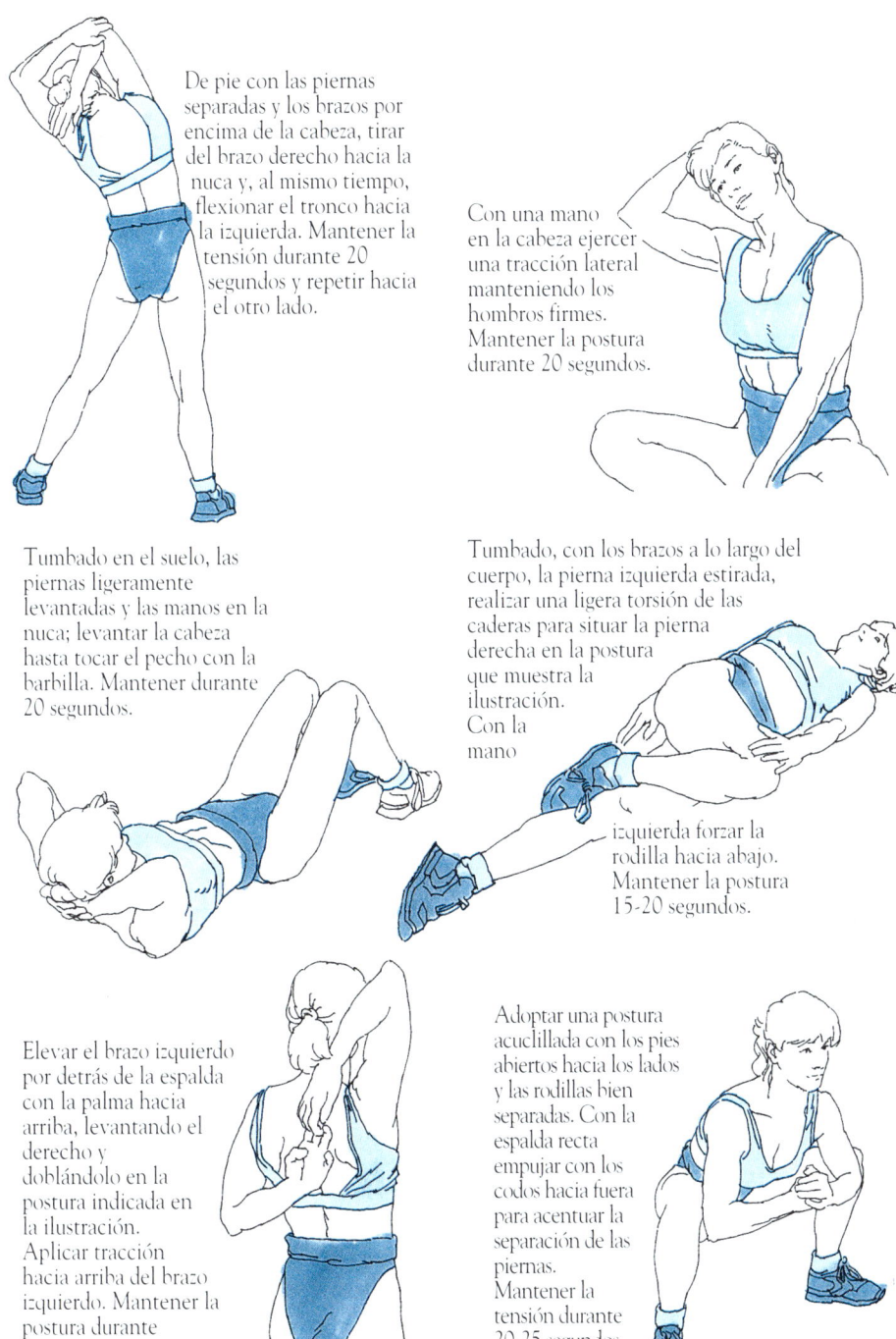

TAMBIÉN LA ALIMENTACIÓN TIENE SU IMPORTANCIA

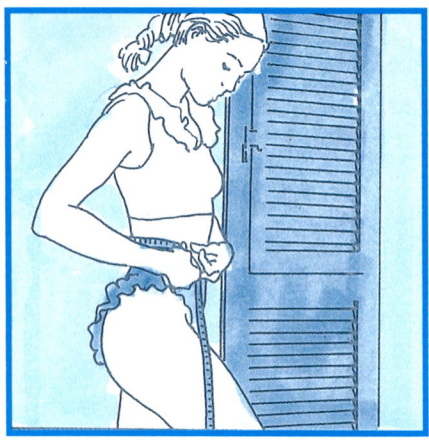

Un viejo refrán afirma que "somos aquello que comemos": nada más cierto. El aspecto físico y la salud son el espejo fiel de nuestros hábitos alimenticios. A pesar del bienestar que nos rodea, cada vez parece más difícil alimentarse de forma adecuada, casi podríamos afirmar que la mala nutrición provoca más problemas que la desnutrición, como demuestra el número cada vez mayor de personas obesas.

Las calorías y los principios nutritivos

Nuestro cuerpo le pide a la comida dos cosas esenciales:
- la recuperación de las provisiones de energía consumidas;
- la reconstrucción de los tejidos "gastados".

La energía contenida en los alimentos y utilizada por nuestro organismo se mide en calorías. Ingerir más calorías de las necesarias implica un aumento del peso corporal, mientras que el consumo de cantidades insuficientes se traduce en una disminución del mismo.

Los principios nutritivos que nos proporcionan los alimentos se dividen en *macronutrientes* y *micronutrientes*. Son macronutrientes las proteínas, las grasas, los hidratos de carbono y el agua. Son micronutrientes las vitaminas y las sales minerales. De los primeros necesitamos grandes cantidades, de los segundos nos bastan cantidades mínimas.

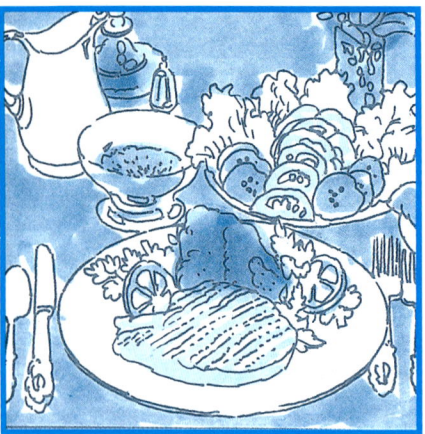

MACRONUTRIENTES

- Proteínas
- Grasas
- Hidratos de carbono
- Agua

MICRONUTRIENTES

- Vitaminas
- Sales minerales

La relación con la comida

Los Centros del hambre y de la saciedad están controlados por el cerebro: el estrés, la ansiedad y la depresión alteran su equilibrio e impulsan a no comer o a comer en exceso, según los casos. Una vida serena y satisfactoria constituye la base de una relación correcta con la comida. Si estamos en equilibrio con nosotros mismos, el hecho de comer se convierte en algo espontáneo y natural, y el alimento se escoge de las calidades y cantidades necesarias para el organismo.

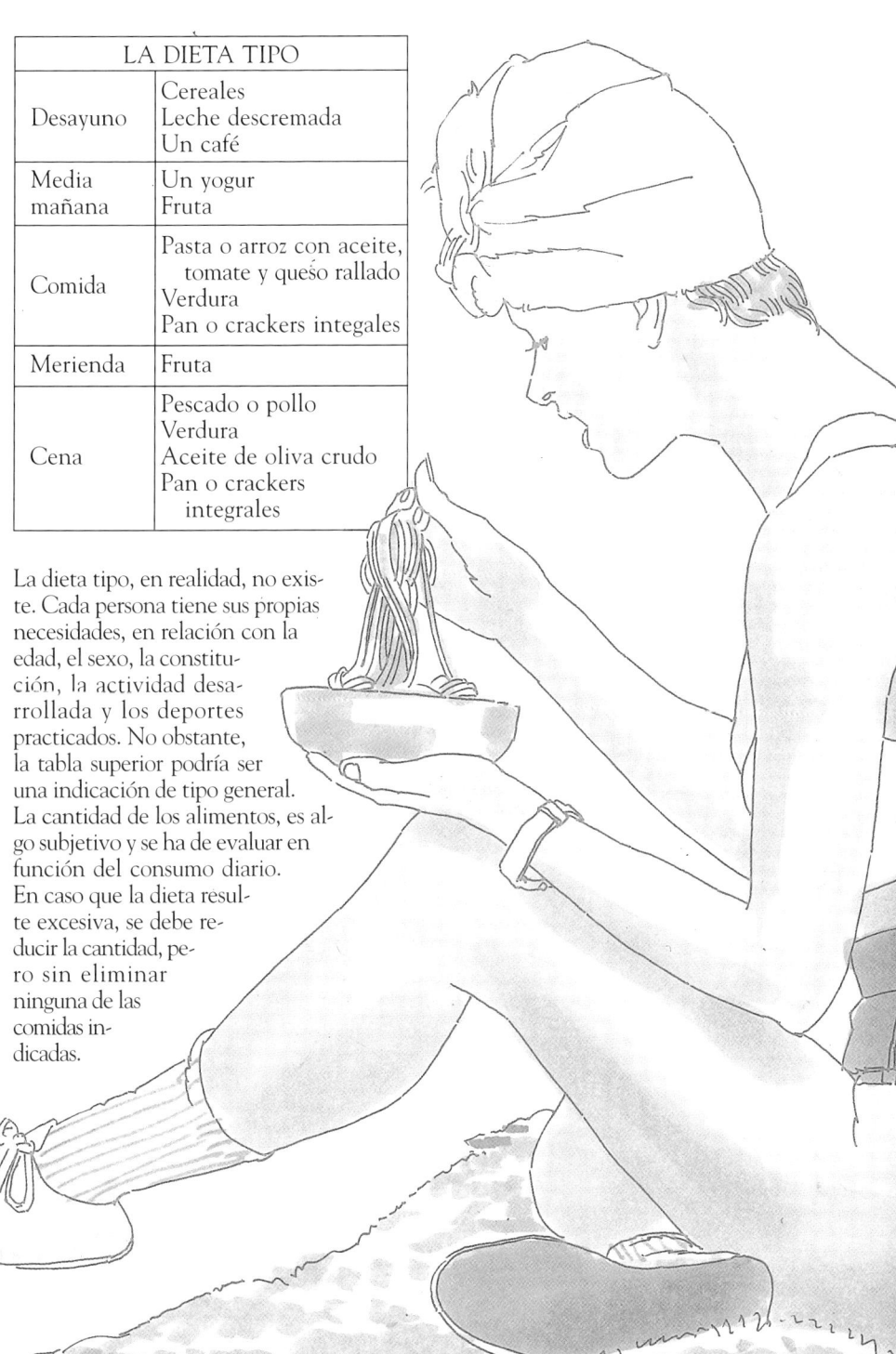

LA DIETA TIPO	
Desayuno	Cereales Leche descremada Un café
Media mañana	Un yogur Fruta
Comida	Pasta o arroz con aceite, tomate y queso rallado Verdura Pan o crackers integrales
Merienda	Fruta
Cena	Pescado o pollo Verdura Aceite de oliva crudo Pan o crackers integrales

La dieta tipo, en realidad, no existe. Cada persona tiene sus propias necesidades, en relación con la edad, el sexo, la constitución, la actividad desarrollada y los deportes practicados. No obstante, la tabla superior podría ser una indicación de tipo general. La cantidad de los alimentos, es algo subjetivo y se ha de evaluar en función del consumo diario. En caso que la dieta resulte excesiva, se debe reducir la cantidad, pero sin eliminar ninguna de las comidas indicadas.

PARA ENTENDERNOS MEJOR

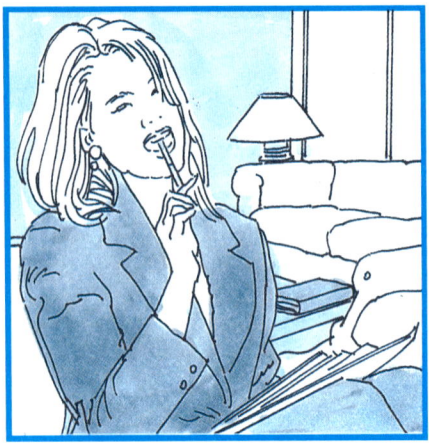

A veces, algunas palabras pueden parecer ininteligibles porque pertenecen a una jerga especializada. Por esta razón, ofrecemos un pequeño glosario, una lista de los términos menos habituales, con su correspondiente explicación correcta.

Anorexia. Trastorno de origen nervioso y, probablemente, hormonal, que impulsa a rechazar la comida. Afecta sobre todo a las mujeres.
Antagonismo muscular. La acción de recíproca oposición entre dos o varios músculos.
Aparato de Golgi. Receptor nervioso situado en la zona de transición entre tendón y músculo, que detecta la tensión.
Articulación. Enlace entre segmentos de esqueleto que permite el movimiento.
Artrosis. Degeneración de los huesos debida a varias causas, entre ellas la inactividad.
Cadena muscular. El grupo de músculos que participan en una acción común.
Caloría. La unidad de energía equivalente a la cantidad de calor necesario para elevar en un grado la temperatura de un gramo de agua.
Celulitis. Depósito irregular de grasas, líquidos y productos de desecho del organismo, debido a distintas causas, entre las que figuran problemas de circulación.
Ejercicio. Episodio de actividad física.
Elasticidad. La capacidad que posee el músculo para recuperar su forma inicial tras un estiramiento.
Estiramiento. La acción que modifica la longitud del músculo.
Extensibilidad. Capacidad del músculo para modificar su longitud.
Extensión. El estiramiento de dos partes del cuerpo previamente dobladas.
Fatiga. Capacidad reducida de esfuerzo debida a un esfuerzo anterior.
Flexibilidad. Capacidad para realizar movimientos de gran excursión.
Grasa. Sustancia alimenticia compuesta por glicerol o ácidos grasos.
Hidrato de carbono. Sustancia alimenticia que contiene carbono, hidrógeno y oxígeno.
Hormona. Agente químico producido en las glándulas y transportado por el torrente sanguíneo a órganos y tejidos, donde provoca modificaciones de las funciones.
Huso neuromuscular. Receptor nervioso situado entre las fibras musculares, que detecta las variaciones específicas de longitud.
Metabolismo. Conjunto de las reacciones químicas que se producen en el organismo.
Músculo. Tejido dotado de la capacidad de contraerse, acercando de esta forma los segmentos óseos entre los que se encuentra situado.
Nervio motor. Un nervio que transmite al músculo el impulso para contraerse.
PNF. Método de estiramiento que permite una estimulación profunda de la flexibilidad.
Postura. Posición o actitud del cuerpo en su conjunto.
Power stretching. Estiramiento violen-

to y dinámico de la musculatura, realizado para aumentar la capacidad de contracción del músculo.

Receptor. Órgano sensorial enlazado a una fibra nerviosa.

Respiración. Conjunto de los procesos implicados en el intercambio de oxígeno y anhídrido carbónico entre el organismo y el ambiente.

Sinergia muscular. Acción de varios músculos que colaboran en el mismo esfuerzo.

Sistema nervioso central. Parte del sistema nervioso encerrada en la caja craneal y en la columna vertebral.

Tendón. Tejido formado por fibras colaginosas que enlazan el músculo con los huesos.

Tono muscular. Contracción continua y moderada del músculo.

Training autógeno. Método de relajación creado por Schultz. Se utiliza con éxito en la preparación de muchos atletas.

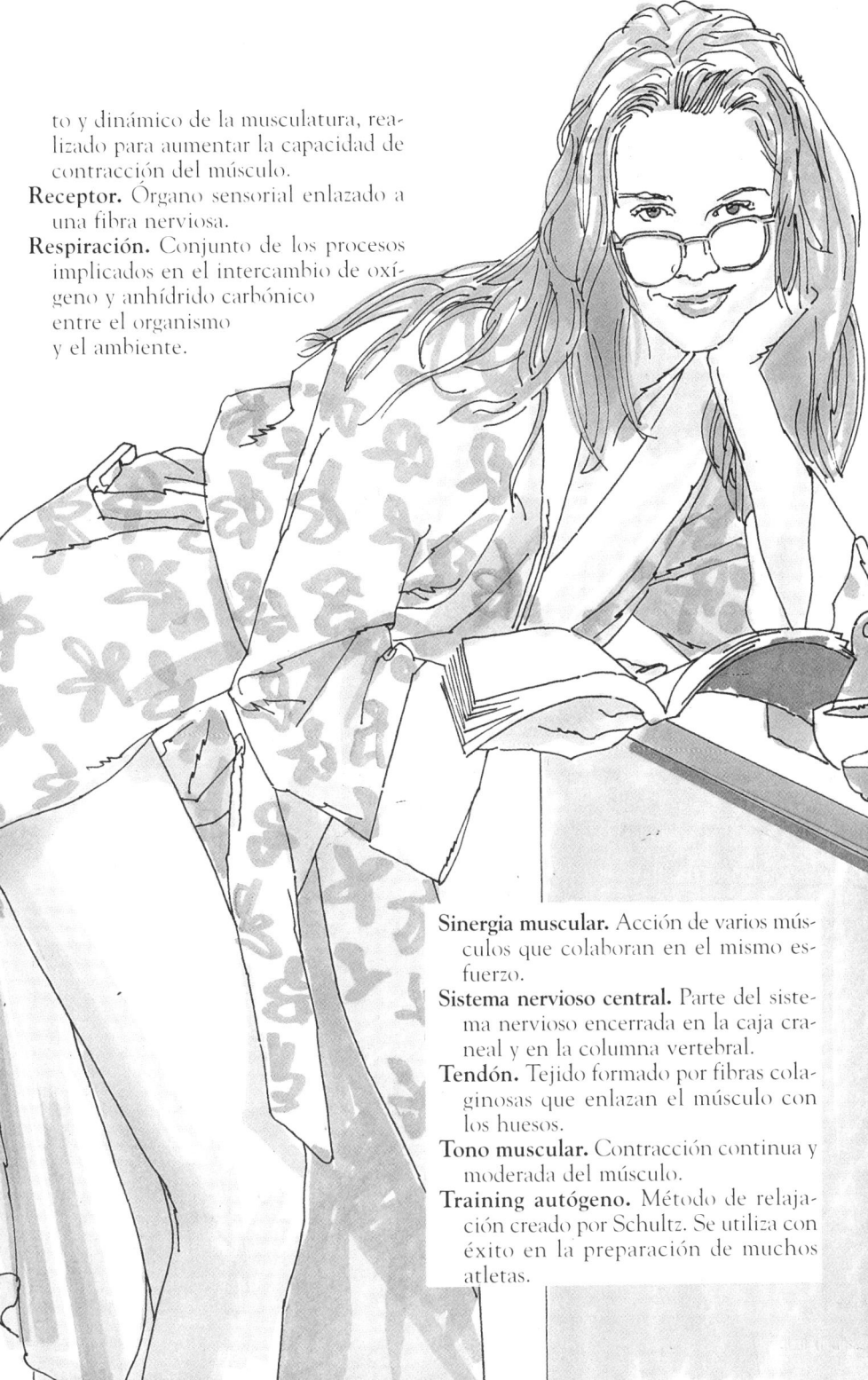

Otros títulos publicados por
TUTOR

Manual Tutor de stretching
Giovanni Cianti (2.ª edición)

Manual Tutor del fitness
Giovanni Cianti (3.ª edición)

Fitness para mujeres
Eric Taylor

8 Minutos por la mañana
Jorge Cruise

Caminar y adelgazar
Les Snowdon y Maggie Humphreys

Guía completa del caminar
Maggie Spilner

Caminar
Klaus Bös y Joachim Saam

Caminar para estar en forma
Les Snowdon y Maggie Humphreys

Andar por la vida
Deena y David Balboa

Guía completa para corredoras
Dagny Scott

Ciclismo para mujeres
Ed Pavelka y otros

Entrenamiento abdominal
Christopher M. Norris
(5.ª edic. ampliada y actualizada)

Guía completa del entrenamiento de la fuerza
Anita Bean (3.ª edic.)

Guía completa del entrenamiento en circuito
Debbie Lawrence y Bob Hope

Métodos 5BX y XBX
Tablas de ejercicios para hombres y mujeres
Real Fuerza Aérea Canadiense
(3.ª edic.)

Natación para todos
Dra. Jane Katz (5.ª edic.)

Ejercicios en el agua para todos
Dra. Jane Katz

Aquagym (La gimnasia en el agua)
C. Gourlaouen y J. L. Rouxel

Si desea más información sobre estos y otros títulos de la colección EN FORMA consulte nuestra página: www.edicionestutor.com